La fitoterapia in uno sguardo

Francesco Capasso • Giuliano Grandolini • Renato Pescitelli

La fitoterapia
in uno sguardo

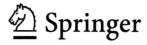 Springer

Francesco Capasso
Ordinario di Farmacognosia
Università degli Studi di Napoli Federico II
Napoli

Giuliano Grandolini
Ordinario di Tecnologia, Socio-Economia e Legislazione Farmaceutiche
Università degli Studi di Perugia
Perugia

Renato Pescitelli
Farmacista, esperto di preparazioni fitoterapiche

ISBN 978-88-470-0823-6   e-ISBN 978-88-470-0824-3

Quest'opera è protetta dalla legge sul diritto d'autore, e la sua riproduzione è ammessa solo ed esclusivamente nei limiti stabiliti dalla stessa. Le fotocopie per uso personale possono essere effettuate nei limiti del 15% di ciascun volume/fascicolo di periodico dietro pagamento alla SIAE del compenso previsto dall'art. 68, commi 4 e 5, della legge 22 aprile 1941 n. 633. Le riproduzioni per uso non personale – cioè, a titolo esemplificativo, commerciale, economico o professionale – e/o oltre il limite del 15% potranno avvenire solo a seguito di specifica autorizzazione rilasciata da AIDRO, Via Corso di Porta Romana n. 108, Milano 20122, e-mail segreteria@aidro.org e sito web www.aidro.org.
Tutti i diritti, in particolare quelli relativi alla traduzione, alla ristampa, all'utilizzo di illustrazioni e tabelle, alla citazione orale, alla trasmissione radiofonica o televisiva, alla registrazione su microfilm o in database, o alla riproduzione in qualsiasi altra forma (stampata o elettronica) rimangono riservati anche nel caso di utilizzo parziale. La violazione delle norme comporta le sanzioni previste dalla legge.

Springer-Verlag fa parte di Springer Science+Business Media
springer.com
© Springer-Verlag Italia 2008

L'utilizzo in questa pubblicazione di denominazioni generiche, nomi commerciali, marchi registrati, ecc. anche se non specificatamente identificati, non implica che tali denominazioni o marchi non siano protetti dalle relative leggi e regolamenti. Responsabilità legale per i prodotti: l'editore non può garantire l'esattezza delle indicazioni sui dosaggi e l'impiego dei prodotti menzionati nella presente opera. Il lettore dovrà di volta in volta verificarne l'esattezza consultando la bibliografia di pertinenza.

Impaginazione: C & G di Cerri e Galassi, Cremona
Stampa: Arti Grafiche Nidasio s.r.l., Assago

Stampato in Italia
Springer-Verlag Italia S.r.l., Via Decembrio 28, I-20137 Milano

*Chi si rivolge alla fitoterapia chiede alla natura,
piuttosto che alla chimica di sintesi,
le medicine di cui necessita*

Prefazione

Il diritto alla salute, il più importante diritto "naturale" del cittadino, consiste nel ricevere assistenza sanitaria e cure adeguate indipendentemente dal tipo di prodotto medicinale prescritto o consigliato, di sintesi (o artificiale) o naturale. Il prodotto naturale si ottiene dalle piante medicinali con un procedimento estrattivo e spesso viene presentato come integratore alimentare se nella sua composizione è presente qualche vitamina, aminoacido e/o probiotico. L'impiego di questi prodotti naturali, di origine vegetale, si è largamente consolidato nel nostro Paese anche perché c'è stata una evoluzione del concetto di salute. Questo un tempo era riferito alla cura della patologia o del disturbo, successivamente esteso alla prevenzione e di recente rapportato al mantenimento dello stato completo di salute, inteso nel senso più generale di benessere, fisico, mentale ed anche sociale (il *well being* degli inglesi). Pertanto oggi il paziente è diventato più esigente verso il suo stato di salute e questo ha accentuato il ricorso all'automedicazione e ai prodotti vegetali; inoltre ha provocato una sempre maggiore richiesta di un consiglio a medici e farmacisti per risolvere il più rapidamente possibile i piccoli disturbi o fastidi o per raggiungere uno stato "salutistico" ottimale. Questo è uno dei motivi per il quale i prodotti naturali sono inseriti in una nuova classe di medicamenti, i cosiddetti farmaci dello "stile di vita". C'è comunque il rischio di un uso errato dei prodotti vegetali se il loro impiego si lascia alla improvvisazione ed alla suggestione di chi non ha chiare le reali possibilità terapeutiche di questi prodotti. È allora importante stabilire un dialogo semplice che aiuti l'operatore sanitario, ma anche il paziente, a comprendere fin dove è opportuno ricorrere al prodotto vegetale.

Il manuale sintetizza alcuni concetti fondamentali della fitoterapia e tratta unicamente droghe vegetali studiate in campo clinico ed alcune che vantano un credito millenario come rimedi salutistici. *La fitoterapia in uno sguardo* potrebbe essere un utile riferimento per chi opera in questo settore, apparentemente semplice, ma di difficile applicazione.

Napoli, aprile 2008

Francesco Capasso
Giuliano Gandolini
Renato Pescitelli

Indice

Abbreviazioni

ACE	enzima di conversione dell'angiotensina
ACTH	ormone adrenocorticotropo
AGCC	acidi grassi a catena corta
CAPE	estere fenil etilico dell'acido caffeico
cGMP	guanosin monofosfato ciclico
COX	ciclossigenasi
DHT	diidrotestosterone
EGF	fattore di crescita dell'epidermide
FOS	frutto-oligosaccaridi
GABA	acido γ-aminobutirrico
GOS	gluco-oligosaccaridi
HMG-CoA	3-idrossimetil-3-metilglutaril coenzima A
Ig	immunoglobulina
IL	interleuchina
LDL	lipoproteine a bassa densità
LH	ormone luteinizzante
LOX	lipossigenasi
MAO	mono amino ossidasi
NF-kB	fattore nucleare-kB
NGF	fattore di crescita dei neuroni
NK	natural killer
PAF	fattore che attiva le piastrine
PG	prostaglandina
SOS	soia-oligosaccaridi
TNF-α	fattore di necrosi tumorale
TOS	galatto-oligosaccaridi
VLDL	lipoproteine a densità molto bassa

PARTE GENERALE

Nozioni di fitoterapia

È ben noto che l'uomo, spinto dalla necessità di alleviare i propri malanni, ha sempre rivolto particolare attenzione al regno vegetale, alla ricerca di piante capaci di curare le sue infermità. Le piante contengono sostanze molto attive da un punto di vista farmacologico; basti ricordare, tanto per citare alcune sostanze a noi ben note, l'atropina, la morfina, la codeina, l'ergotamina, la digossina, la vincristina e la camptotecina. L'industria farmaceutica ha ben presto imparato a estrarre dai vegetali queste sostanze allo stato puro e a introdurle in farmacia con nomi di fantasia (per es. Paracodina, Ergotan, Lanoxin, Campto); altre ne ha prodotte per emisintesi, come gli ormoni steroidei, o per sintesi, cercando di migliorarne la biodisponibilità da un lato e la sicurezza dall'altro. Comunque le piante risultano in molti casi utili quanto i farmaci "etici" nella cura di disturbi lievi e passeggeri e/o di patologie, o addirittura più utili, in quanto in esse troviamo associate più sostanze che, interagendo tra di loro, migliorano le specifiche azioni farmacologiche. Inoltre, queste sostanze, grazie al loro particolare stato fisico-chimico, si liberano gradualmente nell'organismo, dando luogo a una complessa risposta terapeutica che in genere è ben tollerata anche se protratta nel tempo. È chiaro che un uso prolungato di dosi esagerate o l'impiego di estratti vegetali concentrati e purificati possono essere causa di reazioni avverse anche di una certa gravità.

Definizione di droga e di pianta medicinale

La parola **droga** viene comunemente usata per indicare una sostanza naturale o di sintesi capace di modificare temporaneamente lo stato psichico dell'individuo che è alla ricerca di una condizione patologica del piacere. Per droga s'intende quindi una sostanza stupefacente o allucinogena (oppio, hashish, marijuana, morfina, cocaina, eroina, metamfetamina, ecc.) e drogato è colui che usa o è sotto l'effetto di tali sostanze.

Droghe o **spezie** sono considerate anche alcune sostanze utilizzate in cucina per rendere più appetibile e digeribile il cibo (pepe, noce moscata, zafferano, chiodi di garofano, salvia, origano, ecc.).

In farmacologia ed in farmacognosia per **droga** s'intende invece un corpo vegetale, o una parte di questo, che contiene, assieme ad altri componenti di scarso interesse farmacologico, più sostanze farmacologicamente attive, dette principi attivi. Con tale termine s'indica quindi un medicamento semplice; nel Medioevo le droghe venivano appunto chiamate semplici, e semplicista era colui che preparava, conservava e vendeva droghe vegetali per scopi terapeutici. Le droghe vegetali si distinguono in organizzate, se presentano una struttura cellulare (digitale, ginkgo, ginseng, senna, liquirizia, ecc.), e non organizzate, se risultano prive di elementi cellulari (oppio, aloe, curaro, balsamo del Tolù, ecc.).

Diverso è poi il significato di **farmaco**, termine che indica prodotti chimici puri dotati di proprietà farmacologiche. Pertanto la digitale, cioè la foglia di *D. purpurea* o *lanata,* è una droga mentre il suo componente attivo, la digitalina, isolato allo stato puro, è un farmaco. L'oppio, il latice che si ricava dal *P. somniferum* var. *album,* è una droga mentre la morfina, il suo principale componente, è un farmaco se isolato e utilizzato allo stato puro.

Le droghe vegetali possono provenire da piante spontanee o coltivate; quelle che forniscono la droga sono considerate piante medicinali e sono iscritte nella Farmacopea. Le piante officinali sono invece quelle utilizzate sia in campo farmaceutico che liquoristico, cosmetico, industriale, alimentare, ecc.

Preparazione e conservazione delle droghe

La presenza di principi attivi in una droga dipende dalle condizioni individuali della pianta (fattori endogeni) e dall'ambiente nel quale essa cresce (fattori esogeni e biotici), ma anche dal modo come la droga viene raccolta, preparata e conservata (fattori artificiali). La raccolta deve essere effettuata esclusivamente durante il periodo balsamico, perché è in tale periodo di sviluppo della pianta che in ogni singolo organo si trova una quantità significativa di principi attivi. Per questo le radici e gli altri organi sotterranei (tuberi, rizomi e bulbi) si raccolgono di preferenza in autunno/inverno, prima della caduta delle foglie, o in primavera (per le piante annuali), prima della fioritura; le cortecce in autunno/primavera; il legno in inverno, prima dello sviluppo delle gemme; le gemme in primavera, quando iniziano a svilupparsi; le foglie in primavera, prima della fioritura; le erbe e le sommità fiorite all'inizio della fioritura; i fiori in primavera/estate, quando sono completamente sbocciati; i frutti in estate/autunno; i semi prima che il frutto sia troppo maturo. Esistono, comunque, numerose eccezioni per cui la raccolta richiede specifiche conoscenze e va effettuata con particolare attenzione, ad esempio quando il tempo è asciutto e non quando le piante sono cosparse di rugiada.

Una volta raccolta, la droga viene mondata, cioè privata di residui e di parti guaste o estranee. Ad esempio gli organi sotterranei (o ipogei) vengono spazzolati, per allontanare il terriccio, lavati e privati di radici avventizie e residui del caule. Gli organi epigei (foglie, fiori, sommità fiorite, ecc.) vengono scelti con cura, scartando quelli ingialliti e quelli rovinati dagli animali e/o parassiti e privati del peduncolo (fiori) o del picciolo (foglie).

Le droghe si fanno infine essiccare esponendole in luoghi arieggiati, all'ombra o al sole, oppure disponendole in stufa o su essiccatoi ad aria calda ad una temperatura non inferiore ai 40°C e non superiore ai 60°C. Se l'essiccamento non è completo, la droga si altera e diviene facile preda di insetti e di muffe. D'altronde un essiccamento rapido rende la droga estremamente fragile e ne altera il colore, mentre un essiccamento lento e protratto nel tempo conferisce alla droga un odore sgradevole.

I principi attivi delle droghe

Le piante, come è noto, assorbono acqua dal terreno e anidride carbonica dall'aria, grazie rispettivamente alle radici e alle foglie. L'acqua e l'anidride carbonica, interagendo tra di loro (fotosintesi), consentono alla pianta di elaborare sostanze necessarie al normale sviluppo del vegetale, come carboidrati, lipidi, proteine, coenzimi, ecc. (metaboliti primari). Comunque le piante sono capaci di sintetizzare un elevato numero di altre sostanze, alcune delle quali di notevole importanza terapeutica (Tabella 1). Queste sostanze, dette principi attivi o metaboliti secondari, sono distribuite in tutta la pianta, anche se si concentrato in maggiore misura in un particolare organo della pianta, detto droga. La presenza dei principi attivi nella pianta deve essere ancora chiarita. Alcuni ritengono che i principi attivi siano normalmente prodotti dalla pianta, solo che in particolari circostanze le quantità risultano talmente esigue da non poter essere determinate. Altri invece ritengono che i principi attivi si formino per una imperfezione biochimica della cellula vegetale. Poco chiaro risulta poi il ruolo svolto da queste sostanze nel vegetale. L'ipotesi più accreditata è che rivestano un ruolo di difesa contro l'attacco di erbivori, parassiti e inquinanti ambientali.

Resta comunque la domanda: cosa ci fa la cocaina nella foglia di *E. coca*, o la morfina nella capsula di *P. somniferum* var. *album*? Per una risposta plausibile bisognerà forse attendere ancora degli anni. C'e comunque un fatto nuovo

Tabella 1 Principi attivi

Alcaloidi	Sostanze (in genere amine basiche) molto attive ma anche molto tossiche. Alcune sono narcotiche
Glicosidi	Sostanze con una componente zuccherina. Si comportano da profarmaci
Flavonoidi	Sostanze colorate molto attive, ma scarsamente biodisponibili
Saponine	Sostanze tensioattive. Le steroidee, al contrario delle terpeniche, presentano una ristretta zona di maneggevolezza
Tannini	Sostanze polifenoliche che legano le proteine
Gomme e mucillagini	Sostanze polisaccaridiche protettive della mucosa e blandamente lassative
Essenze	Dette anche oli essenziali o volatili, contengono sostanze terpeniche e fenoliche

e cioè alcuni principi attivi, considerati fino a pochi anni fa di esclusiva origine vegetale, sono stati ritrovati anche nell'uomo (es.: morfina, codeina, ouabaina, ecc.).

Come somministrare le droghe

La più semplice forma di somministrazione è la **polvere** che si ottiene per frantumazione, triturazione o polverizzazione vera e propria della droga. Le polveri devono essere poi setacciate, per ottenere materiale omogeneo e di diversa grandezza (grossolano, moderatamente fine, fine, molto fine). Possono essere impiegate per uso interno (disperse in acqua, mescolate a miele, confezionate in capsule o compresse) o per uso esterno (incorporate in pomate). Abbiamo poi le **soluzioni estrattive** (Tabella 2) per la preparazione delle quali enorme importanza rivestono la scelta del solvente e il tempo di contatto droga/solvente. L'**infuso** è una preparazione liquida che si ottiene estemporaneamente versando sulla droga acqua alla temperatura di ebollizione; l'infusione deve essere protratta fino a raffreddamento dell'acqua. Il **decotto** si ottiene invece facendo bollire in acqua la droga per 15-40 minuti. La **tisana** si ottiene per infusione o decozione: si tratta di una soluzione estrattiva molto diluita. Gli **estratti** sono preparazioni concentrate (liquide, solide o molli) che si ottengono per macerazione o percolazione, utilizzando alcol etilico o un altro solvente idoneo. La **tintura** è una preparazione liquida che si ottiene lasciando macerare la droga in alcol etilico: ha una validità di 2 anni. La **tintura madre** è una preparazione liquida ottenuta dalla macerazione della droga fresca in alcol etilico: ha una

Tabella 2 Soluzioni estrattive

Estratto	Tempo di contatto	Rapporto D/S	Tipo di droga
Infuso	Fino a raffreddamento	1-10/100	Foglie, fiori, ramoscelli essiccati
Decotto	15-40 min ebollizione	5/100	Legno, cortecce, radici, semi essiccati
Tisana	Fin quasi a raffreddamento	10-20/1000	Secca
Estratti fluidi	fino ad esaurimento	1/1	Secca
Tintura	2-8 giorni	1-5/1-10	Secca
Tintura madre	21 giorni	1-10/1-20	Fresca
Macerato glicerico	21 giorni	1/20	Gemme, radichette, germogli freschi

D, droga; S, soluzione estrattiva

validità di 5 anni. I **macerati glicerici** sono preparazioni liquide ottenute lasciando macerare i giovani getti (gemme, ecc.) in una miscela glicerolo/alcol per 3 settimane. Il liquido ottenuto viene poi diluito con una miscela glicerina/alcol/acqua (9/3/2) in modo da avere da 10 parti di macerato 100 parti di soluzione pronta all'uso. Mentre le preparazioni estemporanee acquose (infuso, tisana, decotto) possono conservarsi per non più di 24-48 ore, quelle contenenti alcol (estratti, tinture, ecc.) sono sufficientemente stabili e possono essere conservate per mesi fino a 2 anni. Le polveri, invece, si alterano facilmente se conservate, per questo si preferisce mantenerle sottovuoto. Un inconveniente comune alle forme farmaceutiche è la scarsa palatabilità per la presenza nelle droghe di sostanze amare o comunque sgradevoli al palato. Si rende pertanto necessaria l'aromatizzazione del preparato, ricorrendo a dolcificanti naturali (miele, zucchero integrale di canna, melassa, malto, sciroppo d'acero), meno calorici dello zucchero raffinato e nel contempo ricchi di vitamine, sali minerali ed enzimi. Comunque alle forme farmaceutiche sono oggi richieste proprietà e qualità che non sempre possono essere garantite e/o realizzate in farmacia. Pertanto, oltre alle forme farmaceutiche convenzionali, si sono sviluppate, proprio come i medicamenti di sintesi, forme farmaceutiche a rilascio modificato (prolungato, ritardato, ripetuto) anche per i fitoterapici. Inoltre, il consumatore (paziente), sempre più esigente sulla qualità e stabilità del preparato vegetale, ha fatto sì che le industrie farmaceutiche ed erboristiche sviluppassero ed introducessero in commercio prodotti vegetali più stabili ed affidabili da un punto di vista terapeutico. Esempi di preparati commerciali verranno riferiti di volta in volta nella parte speciale. Queste indicazioni saranno d'ausilio per medico e farmacista. Prima di concludere ci sembra opportuno ricordare che esiste una sinergia tra i diversi componenti (principi attivi) di una stessa droga, e che tale sinergia caratterizza il profilo terapeutico del fitoterapico. Grazie ad essa, l'effetto terapeutico risulta amplificato e può interessare più organi e tessuti (effetto *multitarget*) rendendo sufficiente l'impiego di una preparazione semplice (monodroga). Il ricorso a una preparazione complessa (multidroga) è invece necessario quando si è convinti di ottenere un effetto terapeutico ancora più ampio e nel contempo più pronto e possibilmente privo di effetti indesiderati. In questo caso la formulazione deve seguire lo schema riportato nella Tabella 3.

Tabella 3 Miscelazione di più droghe

Tipo di droga	Commento
Principale (o base)	Deve assicurare l'effetto terapeutico
Secondaria (o coadiuvante)	Deve migliorare l'effetto della droga base
Correttiva	Deve correggere l'odore e il sapore della droga base
Lenitiva	Deve attenuare gli effetti indesiderati della droga base

Le dosi

Le dosi riportate nel presente volume si riferiscono a un individuo adulto, di età compresa tra i 18 e i 55 anni e avente un peso di 70 kg. Per i lattanti con peso corporeo fino a 10 kg, la dose deve essere pari a 1/6-1/10 di quella per gli adulti; per i bambini fino a 20 kg di peso corporeo la dose deve essere 1/3, e fino a 40-50 kg deve essere 3/4 della dose indicata per l'adulto. Riferendoci all'età, che è meno corretto, la dose per un adulto deve essere ridotta di 1/10-1/15 in bambini fino a 2 anni d'età, di 1/8-1/6 fino a 4 anni, di 1/4 fino a 9 anni, di 1/2 fino a 14 anni, di 2/3 fino a 18 anni e di 3/4 oltre i 65 anni.

Comunque il problema delle dosi in campo pediatrico è molto più complesso. Al bambino non può essere somministrato un farmaco per adulto a una dose più bassa, a meno che quel medicinale non sia stato approvato per l'uso in campo pediatrico e siano state indicate le dosi pediatriche. Per esempio, le droghe saliciliche e gli oli essenziali sono controindicati al di sotto dei 12-14 anni. Inoltre c'è una diversità fisiologica tra il bambino e l'adulto (peso, quantità di liquidi e di grasso, funzionalità di fegato e reni) che certamente condiziona la farmacocinetica del medicamento. Pertanto nel bambino ci può essere una diversa capacità di assorbire, ma anche di metabolizzare ed eliminare il medicamento, con conseguenze potenzialmente spiacevoli.

La tollerabilità delle droghe vegetali si è dimostrata piuttosto ampia, per cui è possibile somministrare dosaggi superiori, per periodi brevi, senza che si abbiano effetti indesiderati. È bene però ricordare che dosaggi troppo alti possono causare effetti spiacevoli. Ovviamente la comparsa di effetti diversi da quelli attesi richiede una immediata riduzione dei dosaggi se non la sospensione della terapia.

Decidere come e quando somministrare la droga, dipende poi dalla natura dei principi attivi: se questi vengono assorbiti e metabolizzati lentamente è sufficiente un'unica somministrazione giornaliera; viceversa sono necessarie 2-3 somministrazioni; se hanno azione immunostimolante sono necessarie più somministrazioni; se sono dei profarmaci è preferibile ricorrere a capsule gastroresistenti.

Titolazione e standardizzazione

Titolazione e standardizzazione sono due termini spesso considerati sinonimi, oppure l'uno complementare (o integrativo) dell'altro. In realtà si tratta di due procedure analitiche di cui l'una è piuttosto semplice (titolazione), mentre l'altra è più complessa (standardizzazione) e include la prima. Infatti la titolazione non è altro che il dosaggio del componente attivo più rappresentativo (es.: la silimarina per il cardo mariano, l'escina per l'ippocastano o i sennosidi per la senna) o di un marker, farmacologico (es.: l'ipericina per l'iperico, i ginsenosidi per il ginseng, gli acidi grassi e i loro esteri per la serenoa o le procianidine oligomeriche per il biancospino) o analitico (es.: gli acidi valerenici per la valeriana o gli acidi caffeici per l'echinacea); di conseguenza la titolazione da sola non può garantire la costanza della risposta terapeutica attribuibile al fitocomplesso. Viceversa, la standardizzazione è quell'insieme di informazioni e di controlli necessari per garantire l'uniformità della composizione e quindi la costanza e la riproducibilità dell'azione terapeutica del prodotto fitoterapico finito. Comunque, dato che il materiale vegetale di partenza, cioè la droga, presenta una composizione complessa e incostante, la titolazione e, quando è fattibile, la standardizzazione sono due operazioni analitiche necessarie, senza le quali è impossibile definire correttamente l'esatto dosaggio del prodotto fitoterapico o un *range* di dosi terapeuticamente utili.

Nomenclatura dei prodotti commerciali

La droga vegetale può essere utilizzata come tale, dopo opportuno trattamento, oppure sottoforma di estratto totale (o grezzo) o purificato.

Nel primo caso è necessario indicare il nome latino della pianta, seguito dal nome di chi l'ha classificata e dalla parte della pianta usata; per es. *Ginkgo biloba* L., foglia. Se poi i costituenti responsabili dell'attività terapeutica sono noti, questi devono essere dichiarati. Per es. *Atropa belladonna* L., foglia, contenente il % di ioscamina oppure contenente il % di alcaloidi totali calcolati come ioscamina.

Nel secondo caso (estratto totale) il nome latino della pianta deve essere seguito dal rapporto droga/estratto, dal solvente utilizzato per l'estrazione e dalla forma fisica (estratto fluido, molle o secco). Per es. *Rhamnus purshiana* DC, corteccia, 6:1, 60% estratto idroalcolico secco. Se però i costituenti responsabili dell'attività terapeutica sono noti, andrebbero indicate le loro quantità al posto del rapporto droga/estratto. Se per una qualsiasi ragione si aggiunge una sostanza durante la preparazione dell'estratto, questa deve essere riportata come "altro costituente" e l'estratto come "principio attivo". Nel terzo caso (estratto purificato) il nome latino della pianta deve essere seguito da un termine come "complesso antocianosidico" o "frazione (complesso) liposolubile" oppure "alcaloidi totali". In questo caso l'indicazione dello stato fisico può non essere necessaria poiché gli estratti purificati o sono estratti secchi oppure prodotti oleosi. L'estratto purificato deve sempre riportare alla fine il contenuto dei principi attivi. Per esempio: *Vaccinium mirtillus* L., frutti freschi, complesso antocianosidico contenente il 36% di antocianosidi (Tegens).

Da quanto brevemente esposto si intuisce che una razionalizzazione della nomenclatura è importante nel settore fitoterapico perché può essere la chiave di lettura di qualsiasi comparazione (attività, sicurezza, dosaggio, prezzo) tra due o più prodotti contenenti la stessa droga.

Il laboratorio galenico

Il farmacista può preparare in farmacia sia una preparazione magistrale (o individuale) che officinale (o multipla). La prima (magistrale) viene allestita estemporaneamente in farmacia in base ad una prescrizione medica destinata ad un determinato paziente. La seconda (officinale) viene preparata in lotti in base alle indicazioni della Farmacopea e destinata ai pazienti che si servono di tale farmacia (il quantitativo non può però superare i 3 kg).

Il 1° Gennaio 2003 sono entrate in vigore le norme di Buona Preparazione dei Medicinali in Farmacia.

L'area della farmacia destinata alle preparazioni:

(i)   non deve essere adibita ad altri scopi;
(ii)   può comunicare con il resto della farmacia, ma non deve essere frequentata durante l'attività di preparazione;
(iii)   deve avere le pareti ed il pavimento di materiale non poroso, resistente a detergenti ed acqua calda;
(iv)   deve essere fornita di condizionatori che garantiscano una temperatura di 25°-30° C ed un'umidità del 50%;
(v)   le apparecchiature e gli utensili devono essere quelli previsti dalla normativa vigente (FU, Tabella 6);
(vi)   il laboratorio deve essere mantenuto in ottimo stato di pulizia.

Le materie prime, una volta acquistate, devono essere registrate in un apposito registro (**registro delle materie prime**) indicando tra l'altro:

(i)   denominazione chimica e commerciale delle sostanze;
(ii)   quantità ricevuta e numero di lotto;
(iii)   nome della ditta e del fornitore intermediario;
(iv)   certificazione di qualità;
(v)   data di acquisto.

Sul preparato magistrale finito si esegue un controllo generale di verifica che riguarda l'aspetto, le caratteristiche organolettiche (colore, odore, sapore) e le proprietà fisiche (omogeneità, consistenza, ecc.), l'uniformità di massa. I controlli analitici si omettono se il farmacista garantisce personalmente la qualità e la quantità delle sostanze impiegate e la correttezza delle operazioni eseguite.

La scelta del contenitore da utilizzare deve essere appropriata per poter garantire la qualità della preparazione per tutto il suo periodo di validità che comunque non può superare i 6 mesi.

L'etichetta da apporre sul contenitore deve riportare tra l'altro: nome e indirizzo della farmacia, nome del paziente e del medico (se magistrale), data di preparazione, composizione della preparazione e ogni altra indicazione prevista da leggi e/o regolamenti. All'atto della consegna del preparato il farmacista deve fornire informazioni tali da garantire all'utilizzatore un uso corretto ed appropriato della preparazione.

PARTE SPECIALE

Le principali droghe utilizzate in terapia

Dei preparati commerciali riportiamo degli esempi, data la impossibilità di consultare un elenco completo. Alcuni di questi sono delle specialità medicinali mentre molti sono integratori alimentari. Inoltre diversi preparati sono delle associazioni di più droghe. Laddove non sono riportati i preparati commerciali si consiglia la droga con la relativa forma farmaceutica.

AGLIO • Proprietà: ipotensivo, ipocolesterolemizzante, ipoglicemizzante.
Allium sativum L. Pianta erbacea perenne originaria dell'Asia centrale.
Parti utilizzate: bulbo.
Costituenti chimici: alliina (0,5-1%).
Farmacologia: gli estratti di aglio dilatano vasi, riducono i livelli ematici di colesterolo, aumentano l'attività della lipasi con conseguente aumentata degradazione dei trigliceridi, normalizzano la pressione sistolica e diastolica. L'aglio svolge anche un'azione batteriostatica e battericida.
Clinica: studi clinici mostrano l'efficacia dell'aglio nell'ipertensione, ipercolesterolemia, iperlipidemia e aterosclerosi (Koscielny e coll. 1999; Silagy e Neil, 1994; Stevinson e coll., 2000).
Tossicità: l'aglio è una droga sicura. Raramente provoca disturbi gastrointestinali, reazioni allergiche, mal di testa, ronzio auricolare. È sconsigliato a donne che allattano e non va associato a farmaci anticoagulanti e antiaggreganti piastrinici.
Modalità d'impiego: la dose giornaliera consigliata è di 4 g di aglio in polvere o la corrispondente quantità delle diverse preparazioni.
Preparati commerciali: Kyolic, Glucivit, Kwai, ecc.
Indicazioni: ipercolesterolemia, iperlipidemie, aterosclerosi.

AGNOCASTO • Proprietà: regolatore del flusso mestruale.
Vitex agnus castus L. Arbusto di 3-5 m diffuso in Europa e Asia.
Parti utilizzate: frutto.
Costituenti chimici: iridoidi (aucubina, ecc.); flavonoidi (casticina, ecc.); terpeni; ecc.
Farmacologia: gli estratti di agnocasto inibiscono la secrezione di prolattina mediante l'attivazione del recettore dopaminergico D_2.
Clinica: studi clinici randomizzati e controllati mostrano l'efficacia dell'agnocasto nel trattamento della sindrome premestruale (Schellenberg, 2001; Wuttke e coll. 2003; Atmaca e coll, 2003).
Tossicità: l'agnocasto è considerata una droga sicura. Può occasionalmente causare mal di testa, prurito, orticaria ed esantemi. È sconsigliata in gravidanza e durante l'allattamento.
Modalità d'impiego: estratti idroalcolici (50-70% v/v) ottenuti da 30-40 mg di droga.
Preparati commerciali: Agnolyt, Climil, Premensin, Monoselect Agnus, ecc.
Indicazione: sindrome premestruale.

ALOE VERA (ALOE GEL) • Proprietà: antiflogistico, cicatrizzante.
Aloe barbadensis Mill. (=*A.vera* L. N.L. Burm.). Pianta succulenta originaria dell'Africa settentrionale.
Parti utilizzate: gel incolore ottenuto dalla porzione centrale della foglia.
Costituenti chimici: mucillagini (circa 30%); glicoproteine (aloctine); mono e polisaccaridi; ecc.
Farmacologia: l'aloe vera aumenta la produzione di collagene e di fibroblasti, nonché il numero di legami crociati (azione cicatrizzante); inoltre esalta la fagocitosi e ostacola la formazione di mediatori proinfiammatori (azione antiflogistica).
Clinica: alcuni studi clinici suggeriscono una efficacia dell'aloe vera in donne con ferite *post partum* e in uomini con herpes genitale. L'efficacia è dubbia nei casi di lesioni dermatologiche e in casi di psoriasi (Martin e Ernst, 2003; Schmidt e Greenspoon, 1991).
Tossicità: l'aloe vera è ben tollerata. Raramente causa prurito.
Modalità d'impiego: si consiglia l'applicazione di preparati contenenti il 70% di aloe vera.
Preparati commerciali: Alomed, Alovex, ecc.
Indicazioni: ustioni, scottature, ferite.

AMAMELIDE • Proprietà: tonico venoso.
Hamamelis virginiana L. Arbusto di 2-7 m comune nelle foreste del Canada e degli Stati Uniti settentrionali.
Parti utilizzate: foglie e cortecce.
Costituenti chimici: tannini (3-8%); flavonoidi; un olio essenziale (0,3-0,5%); ecc.
Farmacologia: gli estratti di amamelide costringono i vasi e riducono la permeabilità vascolare (precipitando le proteine compattano gli strati cellulari superficiali e restringono le strutture colloidali – azione vasocostrittiva ed emostatica), inibiscono la lipossigenasi (LOX) e la biosintesi del fattore di aggregazione piastrinica (PAF) (azione antiflogistica) e si comportano da *scavenger* dei radicali liberi (azione antiossidante).
Clinica: studi clinici non randomizzati mostrano che l'applicazione di amamelide (unguento al 10% di tannini) migliora i sintomi (sanguinamento, bruciore, dolore, prurito) in pazienti con emorroidi (Knoch e coll., 1991.
Tossicità: non sono riportati effetti indesiderati, né controindicazioni per un uso topico. Somministrato *per os* può causare irritazione gastrica.
Modalità d'impiego: si consiglia l'applicazione di preparati contenenti il 5-10% di droga secca.
Preparati commerciali: Anonet, Eulatin, Ruscoven, Varicoven, Mucilvit, ecc.
Indicazioni: emorroidi, infiammazioni cutanee e del cavo orale, ferite, scottature, disturbi venosi.

ANDROGRAFIS • Proprietà: antiossidante, antiflogistico, immunostimolante, antiaggregante.
Andrographis paniculata (Burm.) Nees. Arbusto alto 30-40 cm, originario dell'India e dello Sri-Lanka.
Parti utilizzate: parti aeree.
Costituenti chimici: lattoni diterpenici (andrografolide); flavonoidi; ecc.
Farmacologia: gli estratti di andrografis stimolano la fagocitosi (azione antiflogistica), prevengono la formazione di radicali liberi (azione antiossidante), stimolano l'attività dei linfociti e la produzione di interleuchina (IL)-2 (azione immunostimolante) e inibiscono l'aggregazine piastrinica (azione antiaggregante).
Clinica: studi clinici randomizzati e in doppio cieco, controllati, con placebo mostrano che l'andrografis è efficace nei casi di faringotonsillite e raffreddore (Poolsup e coll., 2004).
Tossicità: l'andrografis è una droga sicura. Dosaggi alti possono causare disturbi gastrointestinali.
Modalità d'impiego: la dose giornaliera consigliata è di 400-1500 mg di un estratto standardizzato in termini di andrografolide.
Indicazioni: infiammazioni delle vie aeree, raffreddore.

ANGELICA • Proprietà: spasmolitico.
Angelica archangelica L. Pianta erbacea alta circa 1,5 m, tipica delle zone temperate settentrionali dell'Europa e dell'Asia.
Parti utilizzate: radici, semi.
Costituenti chimici: olio essenziale (0,35-1,3%); sesquiterpeni come β-bisabolene, bisabololo, ecc; furanocumarine come bergaptene, isoimperatorina, ecc; curarine (0,2%) come umbelliferone; polifenoli come acido caffeico, clorogenico, ecc.; flavonoidi; vitamina B_1; ecc.
Farmacologia: gli estratti di angelica manifestano una debole attività antiflogistica; inoltre possiedono un'azione antibatterica e spasmolitica.
Clinica: le proprietà attribuite all'angelica non sono state sufficientemente dimostrate nell'uomo. Pertanto la droga può anche essere utilizzata, ma avendo presenti i suoi limiti.
Tossicità: l'angelica può provocare reazioni allergiche. Inoltre può interferire con gli anticoagulanti. Se ne sconsiglia l'uso in gravidanza e durante l'allattamento.
Modalità d'impiego: 2-4 g di droga finemente tagliata si lascia in infusione in 150 ml di acqua per 10 minuti. Si filtra e si beve. Una o due tisane al giorno.
Preparati commerciali: Bitteridina, Iberogast, Legastol, ecc.
Indicazioni: dispepsia digestiva, meteorismo, disturbi gastrointestinali di tipo spastico.

ARNICA · Proprietà: antiflogistico, antimicrobico.

Arnica montana L. Pianta erbacea perenne di 20-70 cm tipica del centro Europa e della Russia.

Parti utilizzate: fiori.

Costituenti chimici: flavonoidi; un olio essenziale (0,3-1,0%); lattoni sesquiterpenici (elenalina e derivati); ecc.

Farmacologia: gli estratti di arnica inibiscono l'attività lisosomiale dei neutrofili e la ciclossigenasi (COX) (azione antiflogistica); inoltre manifestano attività antimicrobica.

Clinica: l'arnica è stata studiata in alcune condizioni postoperatorie come analgesico e cicatrizzante, con scarsi risultati (Alonso e coll., 2002; Jeffrey e Belcher, 2002).

Tossicità: l'arnica è ben tollerata se usata esternamente; pomate molto concentrate possono causare la formazione di vescicole o addirittura necrosi cutanea.

Modalità d'impiego: si consiglia l'applicazione di preparati contenenti dal 10 al 25% di droga o il 15% di olio di arnica.

Preparati commerciali: Arnisol, Arnica gel, Atroxene, Livedrun, Impactum, ecc.

Indicazioni: ematomi, stiramenti, lividi, contusioni, edemi, disturbi articolari, punture di insetti, infiammazioni orofaringee.

ARPAGOFITO (ARTIGLIO DEL DIAVOLO) · Proprietà: antiflogistico, antireumatico.

Harpagophytum procubens (Burch.) DC *ex* Meisson. Pianta rampicante perenne tipica delle regioni desertiche del Sud Africa.

Parti utilizzate: radici secondarie.

Costituenti chimici: iridoidi (0,5-1,6%) come arpagoside e procumbide; fenoli (acetoside); carboidrati; ecc.

Farmacologia: gli estratti di artiglio del diavolo inibiscono l'enzima LOX e il rilascio del TNF-α da parte dei polimorfonucleati (azione antiflogistica ed analgesica).

Clinica: studi clinici randomizzati hanno evidenziato l'efficacia dell'artiglio del diavolo nel trattamento del dolore articolare e della schiena (Chrubasik e coll., 2004).

Tossicità: l'artiglio del diavolo è ben tollerato. Raramente causa flatulenza e diarrea. È controindicato in gravidanza, nei diabetici, nei soggetti con calcoli alla colecisti e in quelli in terapia con anticoagulanti.

Modalità d'impiego: la dose giornaliera consigliata è di 600-1200 mg di estratto corrispondente a 50-100 mg di arpagoside.

Preparati commerciali: Artidol, Allevia, Monoselect Harpagophytum, Atroxene, ecc.

Indicazione: dolori articolari.

ASTRAGALO · Proprietà: immuno-stimolante, antiflogistico.
Astragalus membranaceus (Fisch.) Bge.
Pianta erbacea alta 50-90 cm sponta-nea in Cina e Mongolia.
Parti utilizzate: radici.
Costituenti chimici: polisaccaridi (astragalani), saponine triterpeniche (astragalosidi); flavonoidi; GABA, ecc.
Farmacologia: gli estratti di astragalo stimolano i macrofagi e quindi la fa-gocitosi, aumentano la produzione di IgA e IgM, aumentano le cellule sta-minali nei tessuti linfatici, attivano i linfociti T e le cellule NK (azione im-munostimolante).
Clinica: una rassegna clinica (AA.VV., 2003) mostra che l'astragalo miglio-ra i sintomi dell'influenza, la gittata cardiaca in pazienti con *angina pec-toris*, l'indice emorragico in pazienti con *lupus* eritematoso, la leucopenia e le funzioni epatiche in pazienti con epatite. Infine prolunga la soprav-vivenza di pazienti con cancro al pol-mone.
Tossicità: l'astragalo è una droga sicu-ra.
Modalità d'impiego: la dose giornalie-ra consigliata è di 8-15 g di droga sec-ca (tisana).
Preparati commerciali: Immunoris, Ekimunil, ecc.
Indicazione: influenza.

BANANA VERDE · Proprietà: nor-malizzante intestinale.
Musa paradisiaca L. ssp. *sapientum* L.
Pianta erbacea gigante originaria delle regioni calde.
Parti utilizzate: frutto immaturo.
Costituenti chimici: pectine (glicani e destrine).
Farmacologia: le pectine nel colon vengono metabolizzate in acidi grassi a catena corta (AGCC) che trattengo-no acqua e aumentano la massa feca-le; inoltre hanno un'azione trofica sul-la mucosa intestinale.
Clinica: uno studio clinico randomiz-zato e in doppio cieco mostra che la banana verde riduce la diarrea e gli episodi di vomito in bambini con diar-rea (Rabbani e coll., 2001).
Tossicità: la banana verde è ben tolle-rata.
Modalità d'impiego: la dose giornalie-ra consigliata è di 1,5-2 frutti.
Indicazione: diarrea.

BARDANA · Proprietà: antibatterico, ipoglicemizzante, diuretico.

Arctium lappa L. Pianta erbacea alta anche 2 m, spontanea in Europa, Asia settentrionale e America del Nord.

Parti utilizzate: radici.

Costituenti chimici: inulina (27-45%); mucillagini (13-24%); un olio essenziale (0,06-0,18%); poliacetileni (acido aretico, aretinone, ecc.), polifenoli (1,9-3,7%) come acido caffeico e clorogenico; lignani; guaianolidi.

Farmacologia: estratti di bardana riducono i livelli glicemici e aumentano la tolleranza ai carboidrati. Inoltre manifestano proprietà disinfettanti e diuretiche

Clinica: le proprietà antidiabetiche, disinfettanti e diuretiche attribuite alla bardana non sono state sufficientemente dimostrate.

Tossicità: la bardana è una droga sicura. Non sono noti gli effetti indesiderati e le interazioni con farmaci etici.

Modalità d'impiego: 2,5 g di droga finemente tagliata si fa bollire per non più di 1 ora in 150 ml di acqua. Si filtra e si beve. Una o due tazze al giorno.

Preparati commerciali: Bardana Phytotret.

Indicazioni: acne, eczema, infezioni cutanee e urinarie, diabete.

BETULLA · Proprietà: diuretico, coleretico.

Betula pendula Roth. Albero alto anche 25 m, originario dell'Eurasia (Cina, Russia).

Parti utilizzate: foglie.

Costituenti chimici: flavonoidi (1,5-3%) quale iperoside; un olio essenziale (0,5-1%); acido ascorbico (0,5%); acido caffeico e derivati; alcoli triterpenici (betulina); ecc.

Farmacologia: la betulla provoca diuresi, caratterizzata da una aumentata escrezione di acqua, ma non di sali (azione diuretica). L'effetto acquaretico, attribuito ai flavonoidi, è favorito dalla presenza di acido ascorbico. Inoltre è dotata di una notevole attività coleretica.

Clinica: le proprietà attribuite alla betulla non sono state sufficientemente dimostrate.

Tossicità: la betulla è una droga sicura. Non sono noti gli effetti indesiderati e le interazioni con farmaci etici.

Modalità d'impiego: la dose consigliata è di 2-3 g di droga essiccata, più volte al giorno.

Preparati commerciali: Betulic.

Indicazioni: edemi, cellulite, affezioni batteriche o infiammatorie delle vie urinarie.

BIANCOSPINO · Proprietà: cardio-regolatore, sedativo.
Crataegus laevigata (Poiret) DC *(= C. oxyacantha* (L.) Jacq. o *C. monogyna* Jacq.).* Arbusto spinoso diffuso in Europa, Africa e Asia.
Parti utilizzate: infiorescenze, foglie e frutti.
Costituenti chimici: flavonoidi (1,5%) tra cui l'iperoside; procianidine; ecc.
Farmacologia: gli estratti di biancospino dilatano la muscolatura delle coronarie (azione vasodilatatrice), provocano un'azione inotropa positiva, proteggono l'endotelio vascolare, riducono i livelli ematici di colesterolo e trigliceridi e normalizzano il ritmo cardiaco manifestando un'azione antiaritmica (contrariamente a tutti i farmaci ad azione inotropa positiva). È stata anche osservata un'azione sedativa.
Clinica: studi clinici mostrano che il biancospino riduce i sintomi della insufficienza cardiaca congestizia (Pittler e coll., 2003). In molti casi il biancospino è stato associato a terapie convenzionali (diuretici, inibitori dell'acetilcolinesterasi, antagonisti dei canali del calcio).
Tossicità: il biancospino, al contrario della digitale, è una droga sicura. Raramente causa nausea, vertigini, disturbi gastrointestinali.
Modalità d'impiego: la dose giornaliera consigliata è di 160-900 mg di estratto standardizzato in flavonoidi (3,5-19,8 mg calcolati come iperoside) o in procianidine (30-168,7 mg calcolati come epicatechine).
Preparati commerciali: Neurofast.
Indicazioni: angina, palpitazione, insufficienza cardiaca congestizia.

BOLDO · Proprietà: colagogo, coleretico, lassativo.
Peumus boldus Mol. Piccolo albero di 5-6 m originario del Cile.
Parti utilizzate: foglie.
Costituenti chimici: alcaloidi isochinolinici (0,25-0,70%) tra cui la boldina; flavonoidi; un olio essenziale (2,5%) che contiene tra l'altro p-cimene (28,6%), ascaridolo (16,1%), cineolo (16%), linalolo (9,1%), 4-terpinenolo (2,6%), ecc.
Farmacologia: gli estratti di boldo possiedono proprietà diuretiche, coleretico-colagoghe, epatoprotettive, spasmolitiche, lassative.
Clinica: uno studio clinico randomizzato mostra che il boldo migliora la stipsi, ma non i sintomi clinici della dispepsia (Thompson Coon e Ernst, 2002).
Tossicità: il boldo è una droga sicura. È controindicato nei casi di ostruzione biliare e sofferenza epatica grave.
Modalità d'impiego: la dose giornaliera consigliata è di 3 g di droga essiccata da assumere sottoforma di infuso. In genere si usa associata a senna, cascara, frangola o aloe (per ottenere un effetto lassativo).
Preparati commerciali: Amaro Medicinale Giuliani, Reflash, Coladrin, Eparema, Menabil Complex, Colax, ecc.
Indicazioni: dispepsia, disturbi spastici gastrointestinali, stipsi.

BORRAGINE (OLIO) · Proprietà: antiflogistico, ipocolesterolemizzante.

Borago officinalis L. Pianta erbacea alta 30-60 cm diffusa nel sud dell'Europa e nel Nordafrica. È ricoperta di una fitta peluria e presenta dei fiori celesti.

Parti utilizzate: semi. Da questi si ricava un olio.

Costituenti chimici: acido γ-linolenico (8-19%).

Farmacologia: l'olio di borragine possiede azione antiflogistica (vedi "Enotera olio"). È stata inoltre osservata un'azione vasodilatatrice, antitrombotica e regolatrice sulla pressione del sangue.

Clinica: studi clinici randomizzati mostrano che l'olio di borragine riduce i sintomi dell'artrite reumatoide (Soeken e coll., 2003).

Tossicità: l'olio di borragine è ben tollerato. Occasionalmente causa mal di testa, nausea, problemi digestivi.

Modalità d'impiego: la dose giornaliera consigliata è di 160-400 mg di acido γ-linolenico.

Indicazioni: ipercolesterolemia, aterosclerosi, dermatite atopica, artrite reumatoide.

BOSWELLIA · Proprietà: antiflogistico.

Boswellia serrata Roxb. Albero deciduo dell'India, Nordafrica e Arabia.

Parti utilizzate: gommoresina.

Costituenti chimici: olio essenziale (16%) che contiene soprattutto acidi boswellici (50%); polisaccaridi; ecc.

Farmacologia: gli estratti di boswellia inibiscono la migrazione leucocitaria e quindi l'infiltrazione dei polimorfonucleati nell'aria flogistica, l'enzima LOX che porta alla formazione dei leucotrieni e l'attività delle elastasi, enzimi coinvolti nei processi infiammatori cronici.

Clinica: diversi studi randomizzati, in doppio cieco e con placebo, suggeriscono l'efficacia della boswellia nell'osteoartrite (Kimmatkar e coll., 2003), nella colite ulcerosa (Gupta e coll, 2001) e nel morbo di Crohn (Gerhardt e coll., 2001).

Tossicità: non sono noti effetti indesiderati.

Modalità d'impiego: la dose giornaliera consigliata è di 900-1200 mg di un estratto standardizzato al 37,5% di acidi boswellici.

Preparati commerciali: Monoselect Boswellia, ParavirFlu, ecc.

Indicazioni: osteoartrite, colite ulcerosa, morbo di Crohn.

CALENDULA · Proprietà: antiflogistico.

Calendula officinalis L. Pianta erbacea di 30-50 cm tipica della regione mediterranea.

Parti utilizzate: fiori.

Costituenti chimici: flavonoidi (circa 0,4%) come iperoside; polisaccaridi; terpenoidi; un olio essenziale; ecc.

Farmacologia: gli estratti di calendula favoriscono la guarigione delle ferite interferendo con le diverse fasi del processo cicatrizzante (emostasi, fase infiammatoria, fase proliferativa).

Clinica: studi clinici randomizzati mostrano che l'applicazione cutanea di preparati di calendula riducono l'incidenza di dermatiti indotte da radioterapie e migliorano l'otite (Pommier e coll., 2004; Sarrell e coll., 2003).

Tossicità: la calendula è ben tollerata.

Modalità d'impiego: si consiglia l'applicazione di unguenti contenenti il 2-5% di droga secca.

Indicazioni: ferite e scottature, stati infiammatori del cavo orale.

CAMOMILLA · Proprietà: spasmolitico, antiflogistico, sedativo.

Matricaria chamomilla L. (= *M. recutita* L.). Pianta erbacea annuale, aromatica, alta 10-30 cm.

Parti utilizzate: capolini.

Costituenti chimici: olio volatile (0,25-1,9%); flavonoidi (1-3%) tra cui apigenina; curarine; triptofano.

Farmacologia: alla camomilla si attribuiscono proprietà sedative (sia per la presenza di apigenina, flavonoide con una affinità per i recettori benzodiazepinici, sia di triptofano, precursore della serotonina), antiflogistiche e antibatteriche.

Clinica: l'impiego della camomilla nell'ansia e nell'insonnia e come spasmolitico e antiflogistico non è suffragato da studi clinici. Viceversa, studi clinici in doppio cieco mostrano l'efficacia della camomilla nelle infiammazioni del cavo orale e della cute (Patzelt-Wenczler e Ponce-Pöschln, 2000).

Tossicità: la camomilla è considerata una droga sicura. In alcuni soggetti può indurre manifestazioni allergiche.

Modalità d'impiego: la dose giornaliera consigliata è di 3 g di droga secca (infuso).

Preparati commerciali: Irricol, ecc.

Indicazioni: spasmi intestinali, coliche gassose, ansia, insonnia, infiammazione del cavo orale, dermatite.

CARCIOFO · Proprietà: colagogo-coleretico, ipocolesterolemizzante.

Cynara cardunculus L. ssp. *scolymus* L. Pianta erbacea alta 1,0-1,5 m, coltivata nelle regioni temperate.

Parti utilizzate: foglie.

Costituenti chimici: composti caffeilchinici (2%) tra cui cinarina e acido clorogenico, ecc.; lattoni sesquiterpenici (cinaropicrina, ecc.); flavonoidi (0,1-1%) come luteolina.

Farmacologia: gli estratti di carciofo inibiscono l'ossidazione delle LDL, facilitano l'escrezione di acidi biliari e di colesterolo, inibiscono l'enzima HMG-CoA riduttasi e quindi la biosintesi del colesterolo (azione antilipidemica), stimolano la biligenesi e quindi la secrezione di bile (azione coleretico-colagoga). Possiedono poi proprietà epatoprotettive, antiossidanti, antiemetiche e diuretiche. Favoriscono la trasformazione delle sostanze azotate in urea, più facilmente eliminabile (azione normalizzatrice dei valori azotemici) e l'ossidazione dei carboidrati (azione ipoglicemica).

Clinica: uno studio clinico, in doppio cieco e con placebo ha evidenziato una riduzione del colesterolo ematico totale e del colesterolo LDL in pazienti con livelli di colesterolo superiori a 7,3 mmol/L (Thompson Coon e Ernst, 2003). È stato anche osservato un aumento della secrezione di bile nei casi di dispepsia lieve e/o funzionale.

Tossicità: il carciofo è ben tollerato. Può occasionalmente causare flatulenza, debolezza e senso di fame. È controindicato nei casi di calcoli epatici.

Modalità d'impiego: la dose giornaliera consigliata è di 0,5-2 g di un estratto secco contenente il 3,2% di acidi caffeilchinici.

Preparati commerciali: Hepar-SL forte, Valverde Artischocke, Colest Erbe, Monoselect Cynara, Reflash, Colax, ecc.

Indicazioni: dispepsia, ipercolesterolemia e disturbi epato-biliari.

CARDO MARIANO · Proprietà: epatoprotettore.

Silybum marianum (L.) Gaertn. Pianta erbacea biennale diffusa lungo il bordo delle strade e tra i ruderi, dal mare al piano submontano.

Parti utilizzate: frutti maturi.

Costituenti chimici: silimarina (1,5-3%), una miscela di silibina (50%), silicristina, silidianina e loro isomeri.

Farmacologia: gli estratti di cardo mariano stimolano la rigenerazione dell'epatocita (attivano l'RNA polimerasi I), inibiscono la sintesi di mediatori proinfiammatori e la perossidazione lipidica aumentando la produzione di glutatione (azione epatoprotettiva).

Clinica: studi clinici randomizzati in doppio cieco e con placebo mostrano che il cardo mariano è efficace in alcune patologie epatiche (Buzzelli e coll., 1993; Vailati e coll., 1993).

Tossicità: il cardo mariano è ben tollerato. Può causare in alcuni pazienti disturbi gastrointestinali, mal di testa, prurito, insonnia.

Modalità d'impiego: la dose giornaliera consigliata è di 12-15 g di droga secca oppure 120-480 mg di una associazione di fosfatidilcolina e silimarina.

Preparati commerciali: Legalon, Silipide, Monoselect Silybum, ecc.

Indicazioni: disturbi epatici, epatite, cirrosi.

CASCARA · Proprietà: lassativo.
Rhamnus purshiana DC. Arbusto di 8-9 m che cresce in Nord America lungo le coste del Pacifico.
Parti utilizzate: corteccia del tronco e dei rami.
Costituenti chimici: cascarosidi (60-70%); aloe-emodina; crisofanolo; emodina; fiscione.
Farmacologia: gli estratti di cascara influenzano la motilità del colon stimolando le contrazioni propulsive e inibendo quelle stazionarie. In pratica, ripristinano il tono della muscolatura del colon.
Clinica: in anni recenti non sono stati condotti studi clinici e sistematici sulla cascara, nonostante la sua presenza in numerosi farmaci da banco e senza obbligo di prescrizione (SOP).
Tossicità: la cascara è abbastanza sicura. Può causare dolori addominali. È controindicata nei casi di colite ulcerosa, appendicite, dolori addominali d'origine sconosciuta, morbo di Crohn e in campo pediatrico.
Modalità d'impiego: la dose giornaliera consigliata è di 1 g di droga essiccata, equivalente a 20-30 mg di derivati idrossiantracenici (cascarosidi).
Preparati commerciali: Heparil, Neo-heparbil, ecc.
Indicazione: stipsi.

CASTAGNO · Proprietà: antitussivo.
Castanea vesca Gaertn. Alberi diffusi in Europa.
Parti utilizzate: foglie.
Costituenti chimici: tannini (6-8%) tra cui ellagitannini, pedunculagina, castalagina, ecc.; flavonoidi come rutina, quercitrina, miricetina; triterpenoidi, ecc.
Farmacologia: la farmacologia del castagno è poco conosciuta.
Clinica: il castagno viene utilizzato nei casi di affezioni delle vie respiratorie come bronchiti e tosse. È stato anche impiegato nel passato nei casi di diarrea e di disturbi circolatori.
Tossicità: non sono stati evidenziati effetti tossici, interazioni e controindicazioni.
Modalità d'impiego: si prepara una tisana versando 150 ml di acqua bollente su 5 g di droga e lasciando raffreddare.
Preparati commerciali: Tussamag, Tussilag.
Modalità d'impiego: la dose giornaliera consigliata è di 5 g di droga secca oppure 5 g di estratto liquido.
Indicazioni: bronchite, tosse, dispepsia digestiva.

CENTELLA · Proprietà: vasoprotettore, anticellulite.
Centella asiatica (L.) Urban. (= *Hydrocotyle asiatica* L.). Pianta erbacea tipica dei paesi tropicali e subtropicali.
Parti utilizzate: parti aeree (foglie, stoloni).
Costituenti chimici: triterpeni (6%) quali asiaticoside, centelloside, madecassoside, acido madecassico; flavonoidi; ecc.
Farmacologia: gli estratti di centella stimolano la produzione di collagene da parte dei fibroblasti (azione elasticizzante delle vene), impediscono la formazione di fibrina (azione vasoprotettiva) e incrementano la produzione di fibronectina, un componente della membrana basale dell'intima, migliorando l'elasticità e il tono della parete dei vasi e accelerando i processi di riparazione delle ferite.
Clinica: studi clinici mostrano che la centella migliora l'insufficienza venosa cronica, l'ipertensione venosa e la microangiopatia diabetica (Capasso e coll., 2006). Alcuni studi, non confermati, lasciano poi intendere una efficacia della centella nei casi di cellulite.
Tossicità: la centella è ben tollerata. Raramente provoca disturbi gastrointestinali.
Modalità d'impiego: la dose giornaliera consigliata è di 120 mg di un estratto standardizzato in termini di acido madecassico (30%), acido asiatico (30%) e asiaticoside (40%).
Preparati commerciali: Centellase, Emospid, ecc.
Indicazioni: insufficienza venosa cronica, varici, cellulite.

CRUSCA · Proprietà: normalizzatore del transito intestinale.
Triticum sativum L. Pianta erbacea annuale, alta 50-150 cm, originaria dell'Asia minore e dell'Afganistan.
Parti utilizzate: residuo della macinatura del frumento (o grano).
Costituenti chimici: fibra (40-50%) insolubile in acqua; ecc.
Farmacologia: la crusca assorbe acqua nel lume del colon e si rigonfia, con conseguente aumento della massa fecale e blando effetto lassativo.
Clinica: la crusca migliorava i sintomi della stipsi nel giro di 48-72 ore; inoltre risulta utile nella diverticolosi (Capasso e coll., 2006). Al contrario se ne sconsiglia l'uso nella sindrome dell'intestino irritabile.
Tossicità: una discreta percentuale di pazienti (il 20% circa) rifiuta o non tollera la crusca. In alcuni pazienti, causa flatulenza e gonfiori addominali.
Modalità d'impiego: la dose giornaliera consigliata è di 20 g di crusca da assumere con acqua (300-400 ml).
Preparati commerciali: Crusken, ecc.
Indicazioni: stipsi.

CHELIDONIA · Proprietà: spasmolitico, coleretico-colagogo.
Chelidonium majus L. Pianta erbacea perenne di 50-80 cm, comune in tutta l'Europa e nell'Africa settentrionale.
Parti utilizzate: parti aeree.
Costituenti chimici: alcaloidi (0,3-1%) quali chelidonina e coptisina; flavonoidi; derivati dell'acido caffeico; ecc.
Farmacologia: gli estratti di chelidonia stimolano il flusso biliare e la quantità totale di bile (azione coleretico-colagoga); inoltre manifestano azione spasmolitica (la chelidonina è strutturalmente simile alla papaverina).
Clinica: studi clinici randomizzati, in doppio cieco e con placebo, mostrano che la chelidonia riduce i sintomi dispeptici (dolore allo stomaco e alla regione epatica, flatulenza, nausea e sensazione di pienezza) (Niederau e Göpfert, 1999; Thompson Coon e Ernst, 2002).
Tossicità: la chelidonia è considerata sicura. Può causare in alcuni soggetti nausea, diarrea e stanchezza.
Modalità d'impiego: la dose giornaliera consigliata è di 2-5 g di droga, corrispondente a 12-30 mg di alcaloidi totali.
Indicazione: dispepsia.

CIMICIFUGA · Proprietà: emmenagogo.
Cimicifuga racemosa (L.) Nutt. (= *Actaea racemosa* L.). Pianta erbacea di circa 2 m, nativa del Nord America e oggi diffusa anche in Europa.
Parti utilizzate: rizomi e radici.
Costituenti chimici: glucosidi triterpenici (acteina, cimicifugoside); acidi fenolici (caffeico e derivati); alcaloidi (citisina); flavonoidi; ecc.
Farmacologia: gli estratti di cimicifuga riducono i livelli ematici di LH, antagonizzano la perdita della densità ossea, prolungano il periodo di fertilità e manifestano un'azione dopamino-simile.
Clinica: studi clinici randomizzati e in doppio cieco indicano che la cimicifuga allevia i sintomi della menopausa (Borrelli e Ernst, 2002).
Tossicità: la cimicifuga è considerata una droga sicura. Raramente provoca disturbi gastrici, cefalea, rash cutanei.
Modalità d'impiego: la dose giornaliera consigliata è di 0,5-2 g di droga (decotto); 0,3-2 ml di estratto liquido (1:1 in 90% di alcol); 2-4 ml di tintura (1:10 in 60% di alcol).
Preparati commerciali: Remifemin, ecc.
Indicazione: menopausa.

CUMINO · Proprietà: spasmolitico, coleretico.

Carum carvi L. Pianta erbacea spontanea in Europa e in Asia.

Parti utilizzate: frutti.

Costituenti chimici: olio essenziale (2-7%) i cui componenti principali sono carvone (50-60%) e limonene (7-18 %); olio fisso (10-20%); polisaccaridi; ecc.

Farmacologia: gli estratti di cumino inibiscono la contrattilità della muscolatura gastroduodenale e stimolano il flusso biliare (azione spasmolitica e coleretica); inoltre manifestano azione antimicrobica.

Clinica: studi clinici randomizzati mostrano una efficacia del cumino nella dispepsia equivalente a quella del cisapride (Thompson Coon e Ernst, 2002).

Tossicità: il cumino è considerato sicuro. Dosi elevate e trattamenti protratti nel tempo potrebbero causare danni ai reni e al fegato.

Modalità d'impiego: la dose giornaliera consigliata è di 60-150 mg di olio di cumino.

Preparati commerciali: Iberogast, ecc.

Indicazione: dispepsia.

CURCUMA · Proprietà: antiflogistico, coleretico-colagogo, antivirale, antiossidante.

Curcuma longa L. (= *C. domestica* Val.). Pianta erbacea perenne originaria dell'Asia meridionale (India, Pakistan, ecc.).

Parti utilizzate: rizomi.

Costituenti chimici: curcuminoidi (5%) tra cui la curcumina; un olio essenziale (4,2-14%); terpeni; polisaccaridi; ecc.

Farmacologia: gli estratti di curcuma aumentano sia la produzione che il flusso biliare (azione coleretico-colagoga); inoltre stimolano la corteccia del surrene a produrre più steroidi endogeni; inibiscono la produzione di sostanze proinfiammatorie (azione antiflogistica), la replicazione dell'HIV (azione antivirale) e la formazione di radicali liberi (azione antiossidante).

Clinica: uno studio clinico randomizzato mostra che la curcuma riduce i sintomi della dispepsia (Thompson Coon e Ernst, 2002).

Tossicità: la curcuma è considerata sicura. È controindicata nei casi di calcoli biliari.

Modalità d'impiego: la dose giornaliera consigliata è di 2 g di droga in polvere (capsule).

Indicazione: dispepsia.

ECHINACEA · Proprietà: antisettico, cicatrizzante, immunostimolante.
Echinacea purpurea (L.) Moench., *E. pallida* Nutt., *E. angustifolia* DC. Pianta erbacea alta circa 1,5 m, originaria del Nord America.
Parti utilizzate: radici (*E. pallida*); rizomi, parti aeree (*E. purpurea*).
Costituenti chimici: polisaccaridi (echinacina); fenoli; echinacoside; ecc.
Farmacologia: i preparati di echinacea stimolano le cellule T *helper* a produrre citochine, sostanze che attivano i macrofagi e quindi la fagocitosi (azione immunostimolante); inoltre inibiscono l'espressione della COX-2 (azione antiflogistica), stimolano la produzione di interferone, inibiscono l'enzima ialuronidasi (azione antivirale), attivano i fibroblasti e facilitano il processo rigenerativo del connettivo (azione protettiva cutanea).
Clinica: gli studi clinici eseguiti per verificare l'efficacia dell'echinacea nelle infezioni del tratto respiratorio e nel raffreddore hanno dato risultati contraddittori (Taylor e coll., 2003).
Tossicità: l'echinacea è abbastanza sicura. Può causare rash cutanei e disturbi gastrointestinali. È controindicata in pazienti con malattie autoimmuni (AIDS, sclerosi multipla, leucocitosi, collagenosi) e in soggetti che assumono benzodiazepine.
Modalità d'impiego: la dose giornaliera consigliata è di 0,9 g di *E. pallida* o di 6-9 ml di succo di *E. purpurea* (parti aeree).
Preparati commerciali: Ekimunil, Iridium, Immununoris, Immun-up, Monoselect Echinacea, ecc.
Indicazioni: raffreddore, infiammazione delle vie aeree.

ELEUTEROCOCCO · Proprietà: immunostimolante, tonico.
Eleutherococcus senticosus Rupr. *ex* Maxim. *(= Acanthopanax senticosus* Rupr. *ex* Maxim.*).* Arbusto spinoso alto circa 3 m, spontaneo in Russia, Cina, Corea e Giappone.
Parti utilizzate: radici e rizomi.
Costituenti chimici: eleuterosidi.
Farmacologia: gli estratti di eleuterococco stimolano la steroidogenesi senza incrementare l'ormone adrenocorticotropo (ACTH), incrementano il numero di linfociti T *helper* e di cellule NK, e la fagocitosi (azione immunomodulante).
Clinica: uno studio randomizzato con placebo mostra che l'eleuterococco riduce i sintomi di affaticamento in individui affetti da sindrome da affaticamento cronico (Hartz e coll., 2004). L'impiego nella convalescenza (per accelerarla), negli affaticamenti intellettuali (preparazione di esami) e fisici (preparazioni agonistiche) non è stato ancora sufficientemente documentato.
Tossicità: l'eleuterocco è abbastanza sicuro. È controindicato nei pazienti ipertesi.
Modalità d'impiego: la dose giornaliera consigliata è di 3-4 ml di un estratto fluido contenente non meno dell'1% di eleuterosidi.
Indicazioni: affaticamento fisico, convalescenza, resistenza alla fatica.

ENOTERA (OLIO) · Proprietà: antiflogistico.

Oenothera biennis L. Pianta erbacea biennale di 1,0-1,5 m, originaria del Nord America.

Parti utilizzate: semi. Da questi si ricava un olio.

Costituenti chimici: olio fisso contenente gli acidi *cis*-linoleico (65-80%), γ-linolenico (GLA, 2-16%), oleico (9%), palmitico (7%), ecc.

Farmacologia: l'olio di enotera da una parte inibisce gli enzimi COX e LOX, che portano alla formazione di prostaglandine (PG) E_2 e leucotrieni, e dall'altra facilita la formazione di PGE_1, che inibiscono le cellule infiammatorie nella fase cronica (azione antiflogistica).

Clinica: i risultati degli studi clinici condotti su pazienti affetti da dermatite atopica sono contraddittori (Ernst e coll., 2002; Takwale e coll., 2003). L'efficacia clinica dell'olio di enotera deve essere meglio caratterizzata.

Tossicità: l'olio di enotera è ben tollerato. Occasionalmente causa disturbi gastrointestinali e mal di testa.

Modalità d'impiedo: la dose giornaliera è di 6-8 g di olio per gli adulti e 2-4 g per i bambini. Queste dosi sono riferite a un prodotto standardizzato all'8% di acido γ-linolenico.

Preparati commerciali: Ultrarit, Vandecaps, ecc.

Indicazioni: dermatite atopica, artrite reumatoide.

EUCALIPTO · Proprietà: antisettico delle vie respiratorie, ipoglicemico.

Eucalyptus globulus L. Albero alto anche 60 m, originario dell'Australia.

Parti utilizzate: foglie.

Costituenti chimici: olio essenziale (1,5-3,5%) ricco in eucaliptolo (circa 70%); tannini; triterpeni (2-4%), soprattutto derivati dell'acido ursolico; flavonoidi.

Farmacologia: l'eucalipto e i suoi componenti hanno mostrato di possedere attività antibatterica contro Gram positivi e Gram negativi e un'attività antivirale contro l'influenza di tipo A.

Clinica: l'olio di eucalipto è stato somministrato oralmente contro il catarro, ma anche inalato e applicato localmente come rubefacente. Comunque le proprietà attribuite all'eucalipto non sono state sufficientemente dimostrate.

Tossicità: la droga è abbastanza sicura. In alcuni soggetti possono manifestarsi, per dosi eccessive, nausea, vomito e diarrea. È da proscrivere nei casi di malattie epatiche e di stati infiammatori del tratto grastro-intestinale, nei bambini al di sotto dei 2 anni e nelle persone in trattamento con ipoglicemizzanti.

Modalità d'impiego: 1-2 g di droga vengono lasciati in infusione in 150 ml di acqua per 10 minuti. Si filtra e si beve. Una-due tisane al giorno.

Preparati commerciali: Fosfognoiacol, Vicks Vaporub, Sloan balsamo, Tusserbe, ecc.

Indicazioni: malattie da raffreddamento delle vie aeree (bronchite, faringite), tosse.

FARFARACCIO · Proprietà: antiflogistico, analgesico, spasmolitico.
Petasites hybridus (L.) P. Gaertn. Arbusto alto all'incirca 1 m, tipico dei terreni umidi e paludosi.
Parti utilizzate: foglie e radici.
Costituenti chimici: sesquiterpeni come petasina e isopetasina; un olio volatile; alcaloidi pirrolizidinici quali senecionina e integerrimina.
Farmacologia: gli estratti di farfaraccio inibiscono l'enzima LOX, il rilascio di PAF e l'attività della fosfolipasi A_2 (azione antiflogistica e analgesica); inoltre sequestrano il calcio intracellulare e si comportano da calcio antagonisti (azione spasmolitica).
Clinica: studi clinici randomizzati mostrano che il farfaraccio riduce la frequenza, l'intensità e la durata degli attacchi di emicrania (Diner e coll., 2004; Lipton e coll., 2004) e i sintomi della rinite e dell'asma (Danesch, 2004; Lee e coll., 2004).
Tossicità: il farfaraccio è ben tollerato. Gli studi clinici non riportano effetti indesiderati di rilievo. Se ne sconsiglia l'uso in gravidanza e durante l'allattamento.
Modalità d'impiego: la dose giornaliera consigliata è di 75 mg di un estratto contenente il 15% di petasina.
Indicazioni: emicrania, rinite.

FIENO GRECO · Proprietà: ipocolesterolemizzante, ipoglicemizzante.
Trigonella foenum graecum L. Pianta erbacea annuale alta circa 50 cm, originaria dell'Asia.
Parti utilizzate: semi.
Costituenti chimici: saponine (0,6-1,7%); flavonoidi; alcaloidi; mucillagini (fino al 50%).
Farmacologia: preparati di fieno greco riducono l'assorbimento intestinale di colesterolo presente nella dieta e aumentano l'escrezione di acidi biliari con conseguente diminuzione delle riserve di colesterolo epatico (azione ipocolesterolemizzante). È stata anche osservata un'azione ipoglicemizzante e demineralizzante.
Clinica: studi randomizzati hanno evidenziato che il fieno greco abbassa i livelli ematici di colesterolo in soggetti con ipercolesterolemia (Thompson Coon e Ernst, 2003). Al contrario, non si hanno in letteratura studi clinici scientificamente validi a favore di un impiego del fieno greco nel diabete, anche come coadiuvante, e nell'osteoporosi.
Tossicità: il fieno greco è ben tollerato. Può causare lievi disturbi gastrointestinali (flatulenza, nausea, senso di pienezza, diarrea). Il fieno greco può ritardare e/o ridurre l'assorbimento di farmaci somministrati in contemporanea e potenziare l'attività degli ipoglicemizzanti. È sconsigliato in gravidanza.
Modalità d'impiego: la dose giornaliera consigliata è di 1-1,5 g di droga polverizzata.
Indicazioni: ipercolesterolemia, diabete.

FINOCCHIO · Proprietà: spasmolitico. *Foeniculum vulgare* Mill. Pianta erbacea biennale o perenne alta anche 2 m, indigena della regione mediterranea.
Parti utilizzate: frutto (detto anche seme di finocchio).
Costituenti chimici: olio essenziale (2-7%) di cui 50-70% anetolo, 15-30% fencone e 4-5% estragolo.
Farmacologia: gli estratti di finocchio a dosi elevate inibiscono la motilità gastrointestinale ed esercitano anche un'azione secretolitica delle vie respiratorie.
Clinica: il finocchio associato alla camomilla e alla melissa risulta utile nelle coliche gassose infantili (Savino e coll., 2005).
Tossicità: raramente causa manifestazioni allergiche cutanee e respiratorie. È sconsigliato in gravidanza anche in assenza di controindicazioni certe.
Modalità d'impiego: la dose giornaliera consigliata è di 5-7 g di droga essiccata.
Indicazioni: dispepsia con disturbi epatici, gastrointestinali, flatulenza.

FRANGOLA · Proprietà: lassativo. *Rhamnus frangula* L. Arbusto di 3-5 m, spontaneo in Europa centro-meridionale e in Asia occidentale.
Parti utilizzate: corteccia del tronco e dei rami.
Costituenti chimici: derivati antrachinonici (3-7%) tra cui glucofranguline; flavonoidi; tannini.
Farmacologia: gli estratti di frangola influenzano la motilità del colon stimolando le contrazioni propulsive e inibendo quelle stazionarie. In pratica, ripristinano il tono della muscolatura del colon.
Clinica: in anni recenti non sono stati condotti studi clinici e sistematici sulla frangola, nonostante la sua presenza in numerosi OTC e SOP (Capasso e coll., 2006).
Tossicità: la frangola è abbastanza sicura. Può causare dolori addominali. È controindicata nei casi di colite ulcerosa, appendicite, dolori addominali d'origine sconosciuta, morbo di Crohn e in campo pediatrico.
Modalità d'impiego: la dose giornaliera consigliata è di 1 g di droga essiccata, equivalente a 20-30 mg di derivati antrachinonici (alcaloidi come glucofranguline).
Preparati commerciali: Crisolax, Fave di Fuca, Heparil, Franguline, Neo-heparbil, ecc.
Indicazione: stipsi.

FUCO · Proprietà: apporto di minerali e di oligoelementi.

Fucus vesiculosus L. Alga marina frequente lungo le coste dell'oceano Atlantico e del Pacifico.

Parti utilizzate: tallo.

Costituenti chimici: iodio inorganico (0,05%) e proteico (0,07%); polisaccaridi (acido alginico per il 12-45%); oligoelementi; sali minerali.

Farmacologia: alcuni studi hanno dimostrato che nello stomaco l'acido alginico aumenta la viscosità del succo gastrico (provocando senso di sazietà) e nell'intestino si rigonfia (agendo da lassativo formante massa); inoltre lo iodio, presente nel fuco, stimola la sintesi degli ormoni tiroidei che, come è noto, aumentano il catabolismo dei trigliceridi.

Clinica: non esistono studi clinici randomizzati e in doppio cieco sul potenziale beneficio del fuco nel trattamento dell'obesità. I dati della letteratura escludono un rapporto causale tra obesità e ridotta funzione tiroidea (Clark e coll., 2003).

Tossicità: il fuco, preso in quantità eccessive e per lunghi periodi (6 mesi o più), può causare ipertiroidismo, i cui sintomi sono perdita di peso, sudorazione, affaticamento, feci molli; inoltre può ridurre l'assorbimento del ferro.

Modalità d'impiego: la dose giornaliera consigliata non deve superare una quantità di estratto pari a 0,60 mg di iodio totale. In commercio esistono estratti standardizzati con un contenuto minimo di iodio dello 0,05%.

Preparati commerciali: Fave di Fuca, Fitodorf Alghe Marine, ecc.

Indicazioni: obesità, astenia, affaticamento.

GARCINIA · Proprietà: dimagrante, ipocolesterolemizzante.

Garcinia cambogia (Gaertn.) Desr. Piccolo albero originario della Cambogia, India, Vietnam e Filippine.

Parti utilizzate: buccia del frutto.

Costituenti chimici: acido idrossicitrico (15-30%); ecc.

Farmacologia: estratti di garcinia inibiscono l'enzima citrato liasi, deputato alla conversione del citrato in acetil-CoA e quindi in colesterolo e acidi grassi (azione ipocolesterolemizzante); inoltre causano un senso di sazietà per l'accumulo epatico di glicogeno derivante da unità carboniose che non sono utilizzate, a causa della inibizione della citrato liasi, per la sintesi di acidi grassi (azione dimagrante).

Clinica: uno studio clinico riporta l'efficacia della garcinia (in associasione con altre droghe) nell'obesità (Taromanyan e coll. 2007).

Tossicità: la garcinia è una droga sicura e ben tollerata. Può occasionalmente provocare mal di testa e dolori gastrici.

Modalità d'impiego: la dose giornaliera consigliata è 1,5-3 g di un estratto contenente il 50% di acido idrossicitrico.

Indicazione: obesità.

GENZIANA · Proprietà: digestivo.
Gentiana lutea L. Pianta erbacea di 1 m, spontanea in Europa centro meridionale.
Parti utilizzate: radici.
Costituenti chimici: iridoidi come: gentiopicroside (2-3%), amarogentina (0,01-0,5%), amaroswarina (0,02-0,2%), amaropanina (0,02-0,2%); alcaloidi (gentianina); ecc.
Farmacologia: gli estratti di genziana aumentano la secrezione acida gastrica e quella degli enzimi digestivi.
Clinica: studi clinici randomizzati mostrano che la genziana riduce i sintomi dispeptici, contrasta la riduzione dell'appetito e stimola lo svuotamento della colecisti (Thompson Coon e Ernst, 2002).
Tossicità: la genziana è considerata una droga sicura. Occasionalmente causa mal di testa. È controindicata in pazienti con ulcera gastroduodenale e negli ipertesi.
Modalità d'impiego: la dose giornaliera consigliata è di 2-4 g di un estratto fluido contenente non meno del 2% di iridoidi, calcolati come gentiopicroside.
Preparati commerciali: Amaro Mediciale Giuliani, Florerbe Digestiva, Epaglytone, Reflash, ecc.
Indicazione: dispepsia.

GIMNEMA · Proprietà: ipoglicemizzante.
Gymnema sylvestre (Retz.) R. Br. *ex* Schult. (= *Asclepias geminata* Roxb.).
Pianta ramificante tipica delle foreste dell'India e dell'Africa tropicale.
Parti utilizzate: foglie.
Costituenti chimici: acidi gimnemici; saponine (gimnesiane); ecc.
Farmacologia: gli estratti di gimnema inibiscono l'assorbimento di glucosio, incrementano la secrezione pancreatica di insulina e favoriscono il sequestro e l'utilizzazione di glucosio da parte dei tessuti (azione ipoglicemica).
Clinica: studi non randomizzati, in aperto e a gruppi paralleli, mostrano che la gimnema esercita effetti ipoglicemici in pazienti con diabete di tipo 1 e 2 (Baskaran e coll., 1990).
Tossicità: la gimnema è una droga sicura e ben tollerata.
Modalità d'impiego: la dose giornaliera consigliata è di 400 mg di un estratto etanolico standardizzato in acido gimnemico (25%).
Indicazione: diabete.

GINKGO · Proprietà: vasoprotettore, vasodilatatore, antiossidante.
Ginkgo biloba L. Albero dioico alto anche 40 m, originario della Cina.
Parti utilizzate: foglie.
Costituenti chimici: lattoni terpenici (ginkgolidi); flavonoidi; sesquiterpeni (bilabolide).
Farmacologia: i preparati del ginkgo proteggono i neuroni (migliorano la sopravvivenza e la rigenerazione) per un'azione diretta sui recettori NGF, inibiscono l'azione del PAF (azione antiaggregante) e si comportano da *scavenger* di radicali, prevenendo il danno cellulare indotto dai radicali liberi (azione antiossidante) e reazioni allergiche.
Clinica: diversi studi clinici mostrano che i preparati di ginkgo migliorano le funzioni cognitive nei pazienti con Alzheimer (Oken e coll., 1998) e sono efficaci nel trattamento sintomatico della *claudicatio intermittens* (Pittler e Ernst, 2000). Al contrario, i preparati di ginkgo non migliorano la memoria in soggetti sani (Canter e Ernst, 2002).
Tossicità: il ginkgo è una droga bel tollerata. Può causare, occasionalmente, nausea, mal di testa, dolori gastrointestinali, diarrea. Il ginkgo non deve essere somministrato contemporaneamente a farmaci antiaggreganti come l'aspirina (sanguinamento oculare), anticoagulanti come la warfarina (emorragia intracranica) e antidepressivi come il trazodone (depressione).
Modalità d'impiego: la dose giornaliera consigliata è di 120-240 mg di estratto.
Preparati commerciali: Carvelin, Monoselect Ginkgo, Terpenal, ecc.
Indicazioni: *claudicatio intermittens*, fragilità capillare, varici, reazioni allergiche, asma.

GINSENG · Proprietà: immunostimolante, antistress.
Panax ginseng C. Meyer *(= Aralia ginseng* Baill.*)*. Pianta erbacea di 40-60 cm, spontanea in Corea, Nepal, Manciuria, Siberia orientale.
Parti utilizzate: radici.
Costituenti chimici: saponine triterpeniche dette ginsenosidi (per i giapponesi) o panaxosidi (per i russi).
Farmacologia: gli estratti di ginseng inducono il rilascio di corticosteroidi (agendo sull'asse ipotalamo-ipofisi, determinano il rilascio di ACTH che stimola il surrene a produrre cortisolo) con conseguente stimolazione del sistema nervoso centrale, aumento della gluconeogenesi e della lipolisi, effetti comportamentali e pressori; inoltre inducono il rilascio di NO con conseguente formazione di cGMP e rilascio della muscolatura del corpo cavernoso.
Clinica: gli studi clinici non sono tutti concordi nel ritenere che questa droga sia utile nel contrastare debolezza e fatica, nell'aumentare la capacità lavorativa e la concentrazione e nel migliorare la qualità della vita (Coleman e coll., 2003). Rimane pertanto dubbia l'utilità del ginseng in situazioni di stress e quando è richiesta una maggiore capacità fisica e intellettiva. Promettenti sono invece i dati clinici sull'efficacia del ginseng nei casi di disfunzione erettile (Choi e coll., 1995; Hong e coll., 2002).
Tossicità: il ginseng è abbastanza sicuro. Un abuso può provocare diarrea, ipertensione, nervosismo, eruzioni cutanee, insonnia.
Modalità d'impiego: la dose giornaliera consigliata è di 200-600 mg di un estratto contenente il 4% di ginsenosidi.
Preparati commerciali: Pharmaton Gegorvit, Monoselect Panax, Vigorday, ecc.
Indicazioni: disfunzione erettile, stress, convalescenza.

GRAMIGNA · Proprietà: diuretico. *Elymus repens* (L.) Gould (= *Agropyron repens* (L.) P. Beauv.). Pianta erbacea infestante diffusa in Europa, Asia, Africa e Nord America.

Parti utilizzate: radici e cauli.

Costituenti chimici: carboidrati (10%) tra cui fruttosio, inulina e mannitolo; olio essenziale (0,05%) contenente agropirene per il 95%; flavonoidi; ecc.

Farmacologia: l'estratto di gramigna (per la presenza di zuccheri non riassorbibili) richiama acqua nel tubulo prossimale e aumenta l'escrezione di urina senza modificare i livelli degli elettroliti (azione acquaretica). Inoltre potrebbe esercitare un effetto antimicrobico.

Clinica: non esistono in letteratura studi randomizzati, in doppio cieco e con placebo, a favore dell'impiego della gramigna come diuretico.

Tossicità: non sono riportati effetti collaterali, controindicazioni e interazioni con farmaci etici.

Modalità d'impiego: la dose giornaliera consigliata è di 6-9 g di gramigna da assumere con molta acqua (tisana).

Indicazione: infezioni urinarie.

GUAR · Proprietà: ipoglicemico, ipocolesterolemizzante, senso di sazietà. *Cyamopsis tetragonolobus* (L.) Taub. (= *C. psoraloides* [Lam.] DC.). Pianta erbacea alta circa 60 cm, originaria dell'Asia tropicale.

Parti utilizzate: semi. Da questi si ricava la gomma (mucillagine).

Costituenti chimici: galattomannano (70-80%); ecc.

Farmacologia: la guar riduce i livelli di glucosio pre- e postprandiale, nonché il livelli di colesterolo e di LDL; dona un senso di pienezza, con conseguente riduzione dell'appetito e normalizza le funzioni intestinali.

Clinica: diversi studi clinici mostrano che la guar non provoca una riduzione significativa del peso corporeo (Pittler e Ernst, 2001). Altri studi mostrano che la guar rimuove la costipazione (Capasso e Castaldo, 2006).

Tossicità: la guar è ben tollerata. Un uso protratto può provocare in alcuni flatulenza, dolori addominali e un effetto lassativo. La guar parzialmente idrolizzata non provoca flatulenza.

Modalità d'impiego: la dose giornaliera consigliata è di 15-20 g (5 g nel caso di guar parzialmente idrolizzata), da assumere con molta acqua.

Preparati commerciali: Benefibra, ecc.

Indicazioni: stipsi, obesità.

GUGGUL · Proprietà: ipolipidemico.
Commiphora mukul Hook *ex* Stocks.
Pianta spinosa originaria dell'Arabia e
dell'India.
Parti utilizzate: gomma (oleoresina).
Costituenti chimici: guggulsteroli.
Farmacologia: il guggulipide, prodotto di estrazione dall'oleoresina, riduce
i livelli ematici di trigliceridi e colesterolo inibendo la biosintesi di colesterolo, aumentandone la escrezione e la
captazione di LDL e VLDL da parte
del fegato.
Clinica: una revisione sistematica indica l'efficacia del guggulipide nel ridurre il colesterolo ematico (Thompson Coon e Ernst, 2003) mentre uno
studio clinico non mostra alcun effetto (Szapary e coll., 2003).
Tossicità: il guggulipide è ben tollerato. Può provocare in alcuni pazienti
rash cutanei, disturbi gastrointestinali,
eruttazione, singhiozzo, mal di testa,
stanchezza, apprensione. La contemporanea assunzione di propranololo o
diltiazem è controindicata.
Modalità d'impiego: la dose giornaliera consigliata è di 1500 mg di guggulipide, corrispondente a 75 mg di guggulsteroli.
Indicazioni: ipercolesterolemia, ipertrigliceridemia.

IPERICO · Proprietà: inibitore della
ricaptazione dei neurotrasmettitori.
Hypericum perforatum L. Pianta erbacea perenne, comune in tutta l'Europa,
in Asia, nel Nordafrica e nel Nord
America.
Parti utilizzate: sommità fiorite.
Costituenti chimici: naftodiantroni
(ipericina); derivati floroglucinolici
(iperforina); flavonoidi; ecc.
Farmacologia: l'iperico inibisce la ricaptazione di neurotrasmettitori (serotonina, noradrenalina, dopamina,
glutammato, GABA) a livello centrale.
Clinica: numerosi studi clinici riportano l'efficacia dell'iperico nei casi di
ansia e depressione lieve e moderata
(Linde e Knüppel, 2005). Esistono invece dubbi sull'efficacia dell'iperico
nelle forme più gravi di depressione.
Diversi studi hanno inoltre evidenziato una eguale efficacia dell'iperico e
della benzodiazepina di riferimento
(Shelthon e coll., 2001).
Tossicità: l'iperico risulta più sicuro
degli antidepressivi di sintesi. Può causare in alcuni pazienti disturbi gastrointestinali, mal di testa, vertigini,
stanchezza, affaticamento, secchezza
delle fauci. L'iperico non deve essere
somministrato contemporaneamente a
immunosoppressori, contraccettivi
orali, antiasmatici, anticoagulanti, antitumorali, antidepressivi e antivirali.
Modalità d'impiego: la dose giornaliera consigliata è 2-4 g di droga grezza, pari a 600-900 mg/*die* di estratto
standardizzato (contenente il 2-6% di
iperforina, lo 0,1-0,3% di ipericina e il
2-4% di flavonoidi).
Preparati commerciali: Remotive, ecc.
Indicazioni: depressione, ansia.

IPPOCASTANO · Proprietà: venotonico, antinfiammatorio.

Aesculus hippocastanum L. Albero di 20-25 m, originario dell'Asia minore. Parti utilizzate: semi (detti marroni d'India).

Costituenti chimici: glucosidi triterpenici (3%) tra cui escina; flavonoidi; cumarine.

Farmacologia: gli estratti di ippocastano riducono la permeabilità vascolare (azione antiedemigena), aumentano la resistenza dei capillari e riducono la degradazione dei proteoglicani (azione flebotonica), inibiscono la formazione di eicosanoidi (azione antinfiammatoria), aumentano la contrattilità delle vene (migliorano il flusso di sangue di ritorno al cuore).

Clinica: studi clinici randomizzati, in doppio cieco e con placebo, e studi di coorte documentano l'efficacia dell'ippocastano nell'insufficienza venosa cronica (Siebert e coll., 2002).

Tossicità: il trattamento con ippocastano è considerato sicuro. In rari casi si sono osservati i seguenti effetti collaterali: disturbi gastrointestinali, vertigini, vampate di calore, prurito, senso di affaticamento.

Modalità d'impiego: la dose giornaliera consigliata è di 500-700 mg di un estratto standardizzato contenente il 15-20% di glicosidi triterpenici, calcolati come escina.

Preparati commerciali: Anonet, Venoplus, Flebostasin R, Venostatin N, Livedrin, ecc.

Indicazioni: insufficienza venosa cronica, varici, emorroidi, fragilità capillare.

ISPAGULA · Proprietà: regolatore delle funzioni intestinali.

Plantago ispagula Roxb. Pianta erbacea originaria della regione mediterranea e del Nord Africa.

Parti utilizzate: semi privi del rivestimento esterno.

Costituenti chimici: mucillagini (25-30%); ecc.

Farmacologia: l'ispagula aumenta la massa fecale e normalizza il transito intestinale; inoltre esercita un'azione trofica sulla mucosa del colon.

Clinica: in uno studio clinico è stata osservata l'equivalenza terapeutica tra mesalazina e ispagula in pazienti con colite ulcerosa (Fernandez-Banares, 1999). Diversi studi hanno già mostrato l'utilità dell'ispagula nella stipsi e nel trattamento dell'intestino irritabile.

Tossicità: l'ispagula è una droga sicura. Può causare flatulenza e gonfiore addominale. È controindicata nei casi di ostruzione intestinale e nei diabetici. Può ritardare l'assorbimento di farmaci convenzionali assunti per os.

Modalità d'impiego: la dose giornaliera consigliata è di 12-40 g da assumere con acqua (300-400 ml).

Indicazioni: colite ulcerosa, stipsi.

KAVA · Proprietà: inibitore della ricaptazione dei neurotrasmettitori.
Piper methysticum G. Forst. Arbusto della Polinesia occidentale alto circa 3 metri.
Parti utilizzate: rizomi e radici.
Costituenti chimici: kavapironi (3-5%).
Farmacologia: la kava inibisce il rilascio di neurotrasmettitori e la ricaptazione della noradrenalina; inoltre aumenta l'attività del GABA e riduce l'eccitabilità neuronale attraverso l'inibizione dei canali del sodio.
Clinica: studi clinici randomizzati, in doppio cieco e con placebo, mostrano che gli estratti di kava riducono i sintomi dell'ansia. In alcuni studi l'efficacia della kava è risultata simile a quella delle benzodiazepine (Boerner e coll., 2003). Studi preliminari indicano inoltre che la kava può essere utilizzata nel trattamento dell'insonnia (Witte e coll., 2005).
Tossicità: in alcuni pazienti si sono verificati disturbi gastrointestinali, reazioni allergiche, emicrania, fotosensibilizzazione. Assunta a dosi terapeutiche e per brevi periodi la kava non provoca disturbi epatici. La kava non va associata a farmaci antiparkinson (ne riduce l'efficacia) e a benzodiazepine (denunciato un caso di letargia e disorientamento).
Modalità d'impiego: la dose giornaliera consigliata è di 300-800 mg di estratto secco, corrispondente a 90-240 mg di kavapironi.
Indicazioni: ansia, insonnia.

LAVANDA · Proprietà: sedativo, spasmolitico.
Lavandula angustifolia L.
Parti utilizzate: fiori.
Costituenti chimici: olio essenziale (1,5%) i cui principali componenti sono: acetato di linalile, linalolo, canfora, 1,8-cineolo; tannini (12%); ecc.
Farmacologia: studi sperimentali datati dimostrano che la lavanda possiede proprietà cicatrizzanti, antimicrobiche, sedative, ipotensive, spasmolitiche e anticonvulsivanti. La lavanda inoltre prolunga la durata del sonno indotto da barbiturici.
Clinica: le proprietà attribuite alla lavanda non sono state sufficientemente studiate.
Tossicità: la lavanda è una droga sicura. Non si conoscono effetti indesiderati, interazioni e controindicazioni. L'olio di lavanda può provocare disturbi gastrointestinali e un effetto narcotico per dosi eccessivamente alte.
Modalità d'impiego: 1,5 g di droga si lasciano in infusione per 5-10 minuti. Si filtra e si beve. Una -due gtt di olio essenziale in un po' d'acqua o su di una zolletta di zucchero.
Preparati commerciali: Sedatruw, Nervoflut, ecc.
Indicazioni: ansia, insonnia, spasmi digestivi.

LIQUIRIZIA · Proprietà: antiflogistico, antiulcera.

Glycyrrhiza glabra L. Pianta erbacea di 1-2 m, spontanea in Europa meridionale (var. *tipica*), Russia centrale (var. *glandulifera*), Turchia, Iraq e Iran (var. *violacea*).

Parti utilizzate: radici e rizomi.

Costituenti chimici: glicirrizina (2-16%); flavonoidi; ecc.

Farmacologia: gli estratti di liquirizia inibiscono la 15-idrossiprostaglandina deidrogenasi, enzima che converte le PG_s proinfiammatorie in composti inattivi; inoltre stimolano la secrezione di muco e la proliferazione delle cellule della mucosa gastrica (azione antiulcera).

Clinica: non sono presenti in letteratura studi clinici randomizzati a favore dell'impiego della liquirizia nel trattamento dell'ulcera gastroduodenale.

Tossicità: la liquirizia è considerata una droga sicura. Contrariamente ai suoi costituenti purificati non causa ritenzione idrica, ipertensione e ipokalemia. La liquirizia è controindicata nei casi di sofferenza epatica e renale e in gravidanza.

Modalità d'impiego: la dose giornaliera consigliata è di 5-15 g di droga, corrispondenti a 200-600 mg di glicirrizina.

Preparati commerciali: Sciroppo Berta, Paneray.

Indicazioni: disturbi gastrici, flogosi delle vie aeree superiori.

LUPPOLO · Proprietà: sedativo, tranquillante.

Humulus lupulus L. Pianta erbacea perenne, spontanea in Europa e Nord America.

Parti utilizzate: infiorescenze.

Costituenti chimici: flavonoidi, olio essenziale (0,3-10%), oleo-resine (15-30%). È dubbia la presenza di estrogeni.

Farmacologia: al luppolo si attribuisce un'azione sedativa, ma tutt'oggi si ignora l'esatto meccanismo d'azione e i costituenti responsabili di questa azione.

Clinica: non esistono studi clinici randomizzati e in doppio cieco che documentino la reale efficacia del luppolo nei casi di ansia e insonnia.

Tossicità: raramente causa reazioni allergiche. Può alterare il ciclo mestruale, ma al riguardo non esistono dati attendibili.

Modalità d'impiego: la dose giornaliera consigliata è 0,5 g di droga secca (capsule).

Indicazione: insonnia.

MELALEUCA (OLIO) · Proprietà: antibatterico.
Melaleuca alternifolia Cheel. Piccolo albero originario dell'Australia.
Parti utilizzate: foglie. Per distillazione in corrente di vapore si ottiene l'olio essenziale.
Costituenti chimici: olio essenziale che deve contenere non meno del 30% di terpinen-4-olo; inoltre γ-terpinene (10-28%), α-terpinene (5-13%), p-cimene (0,5-12%), terpinolene (1,5-5,0%).
Farmacologia: l'olio di melaleuca altera le proprietà e le funzioni della membrana plasmatica batterica predisponendo il microrganismo alla lisi (azione antibatterica). Inoltre manifesta azione antivirale.
Clinica: studi clinici randomizzati mostrano l'efficacia dell'olio di melaleuca nei casi di acne, *tinea pedis*, onicomicosi, infezioni da stafilococchi meticillina-resistenti e da streptococchi, candidosi orofaringea da AIDS (Groppo e coll., 2002; Vazquez e Zawawi, 2002).
Tossicità: l'olio di melaleuca può causare reazioni allergiche in soggetti predisposti.
Modalità d'impiego: si consiglia l'applicazione di creme contenenti il 10% di olio o soluzioni al 40%.
Indicazioni: acne, *tinea pedis*, onicomicosi.

MELISSA · Proprietà: sedativo, spasmolitico.
Melissa officinalis L. Pianta erbacea perenne, diffusa in Europa (centrale), Asia (occidentale) e Africa (settentrionale).
Parti utilizzate: foglie essiccate.
Costituenti chimici: olio essenziale (0,06-0,37%); polifenoli (acido caffeico e derivati); flavonoidi.
Farmacologia: gli estratti di melissa possiedono proprietà antiossidante e anticolinesterasica (piuttosto blanda). È stata anche osservata un'interazione con i recettori muscarinici e nicotinici.
Clinica: uno studio clinico randomizzato, in doppio cieco e con placebo, mostra che un estratto di melissa migliora le prestazioni cognitive in pazienti con Alzheimer (Akhondzadeh e coll., 2003a). Associata a camomilla e finocchio risulta efficace nelle coliche gassose (Savino e coll., 2005). La melissa viene anche utilizzata come sedativo nell'insonnia, assieme a valeriana e luppolo, ma al riguardo non abbiamo studi clinici.
Tossicità: la melissa è ben tollerata.
Modalità d'impiego: la dose giornaliera consigliata è di 60 gocce di tintura.
Associazioni: con valeriana e luppolo (come sedativo); con camomilla e finocchio (come spasmolitico).
Preparati commerciali: Dermoplant, Colimil, ecc.
Indicazioni: insonnia, coliche gassose.

MENTA (OLIO) · Proprietà: spasmolitico, antisettico intestinale.

Mentha piperita L. Erba perenne alta 50-90 cm, comune in Europa e nel Nord America.

Parti utilizzate: sommità fiorite. Per distillazione in corrente di vapore si ottiene l'olio.

Costituenti chimici: i principali componenti dell'olio sono: mentolo (50-60%), mentone (5-30%), esteri (5-10%), cineolo, ecc.

Farmacologia: l'olio di menta blocca i canali del calcio di tipo L e di tipo N e impedisce il rilascio di neurotrasmettitori spasmogeni (acetilcolina, serotonina, sostanza P) e di conseguenza riduce la frequenza e la durata delle contrazioni della muscolatura liscia.

Clinica: studi clinici randomizzati, in doppio cieco e con placebo, mostrano che l'olio di menta riduce i sintomi della sindrome dell'intestino irritabile (Grigoleit e Grigoleit, 2005; Kline e coll., 2001; Pittler e Ernst, 1998).

Tossicità: l'olio di menta può provocare disturbi gastrointestinali (nausea, vomito, bruciori di stomaco), visione offuscata. Aumenta la biodisponibilità della felodipina (un calcio antagonista).

Modalità d'impiego: la dose giornaliera consigliata è di 0,6 ml di olio (in capsule gastroresistenti).

Preparati commerciali: Irricol, ecc.

Indicazioni: sindrome dell'intestino irritabile, digestione difficile, fermentazione intestinale.

MIRTILLO AMERICANO · Proprietà: antibatterico, capillarotropo.

Vaccinium macrocarpon Ait. Piccolo arbusto diffuso nel Nord America.

Parti utilizzate: frutto.

Costituenti chimici: antocianine; proantocianidine; acidi organici; ecc.

Farmacologia: gli estratti di mirtillo americano inibiscono l'adesione del batterio alla parete della vescica (azione antibatterica).

Clinica: diversi studi randomizzati e con placebo mostrano che il mirtillo americano previene le infezioni urinarie in soggetti predisposti. Viceversa non vi sono studi clinici a favore dell'impiego del mirtillo americano nel trattamento delle infezioni delle vie urinarie (Jepson e coll., 2003).

Tossicità: il mirtillo americano è sicuro. Assunto per periodi prolungati e a dosi elevate può produrre diarrea. È controindicato in soggetti predisposti a calcoli renali e in quelli sottoposti a terapie con anticoagulanti (ne aumenta l'effetto).

Modalità d'impiego: la dose giornaliera consigliata è di 900 mg di un estratto standardizzato in antocianidine (5%) e acidi organici (30%).

Preparati commerciali: Monoselect Macrocarpon, Monocist, ecc.

Indicazioni: infezioni urinarie (come preventivo), fragilità capillare.

MIRTILLO NERO · Proprietà: capillarotropo, migliora la visione notturna.

Vaccinium myrtillus L. Piccolo arbusto di 15-50 cm, comune nei boschi delle Alpi e dell'Appennino settentrionale.

Parti utilizzate: frutto.

Costituenti chimici: antocianosidi (0,1-0,25%); flavonoidi; tannini; vitamina C; ecc.

Farmacologia: gli estratti di mirtillo nero potenziano gli effetti delle prostacicline (azione antiaggregante piastrinica), riducono la permeabilità e la fragilità dei vasi stabilizzando le fibre del collagene (azione vasoprotettiva) e aumentano la resistenza delle pareti dei capillari, rendendole anche meno permeabili (azione capillarotropa); inoltre, inibiscono la formazione di specie reattive dell'ossigeno (ROS), responsabili tra l'altro di disturbi visivi, e aumentano la velocità di rigenerazione della porpora retinica, migliorando la visione notturna.

Clinica: studi clinici non controllati mostrano che il mirtillo nero migliora la microcircolazione venosa e riduce i sintomi dell'insufficienza venosa cronica (AA.VV., 2001).

Tossicità: il mirtillo nero può causare in alcuni pazienti lievi disturbi gastrici (dolore) e intestinali (costipazione).

Modalità d'impiego: la dose giornaliera consigliata è di 320 mg di un estratto contenente il 36% di antocianosidi.

Preparati commerciali: Emospid, Tegens, Mirtilene Forte, ecc.

Indicazioni: disturbi venosi, calo visivo.

OLIVO · Proprietà: vasodilatatore, antiossidante.

Olea europea L. Albero di 8-10 m originario dell'Asia minore.

Parti utilizzate: foglie.

Costituenti chimici: glucosidi secoiridoidi (oleuropeina); flavonoidi.

Farmacologia: gli estratti di olivo riducono la pressione arteriosa per un'azione vasodilatatrice diretta sulla muscolatura vasale.

Clinica: uno studio clinico mostra che l'olivo è in grado di ridurre la pressione arteriosa (Cherif e coll., 1996). Comunque l'efficacia dell'olivo nell'ipertensione merita ulteriori approfondimenti.

Tossicità: l'olivo è una droga sicura. Non si conoscono effetti indesiderati, controindicazioni e interazioni.

Modalità d'impiego: la dose giornaliera consigliata è di 30-40 g di droga secca (infuso).

Indicazione: ipertensione.

ORTICA · Proprietà: antiflogistico, diuretico.

Urtica dioica L. e *U. urens* L. Pianta erbacea perenne che cresce nei fossati e tra i ruderi.

Parti utilizzate: parti aeree e radici.

Costituenti chimici: amine; lignani; flavonoidi; scopolamina; acidi (fenolico, silicico); lectine (nelle radici); sali minerali (silicio); ecc.

Farmacologia: gli estratti di ortica inibiscono gli enzimi COX e LOX, le citochine (TNF-α, IL-1β, IL-4), l'aromatasi prostatica (l'enzima che converte il testosterone in estrogeni), l'elastasi leucocitaria umana (enzima coinvolto nelle infezioni delle vie urinarie); inoltre bloccano il recettore dell'EGF con conseguente riduzione delle dimensioni della prostata.

Clinica: studi clinici randomizzati riportano che l'ortica migliora i segni clinici dell'artrite acuta (Chrubasik e coll., 1997), della rinite allergica (Mittman, 1990) e dell'ipertrofia prostatica benigna (Schneider e Rübben, 2004) (in questi casi sono state utilizzate le radici).

Tossicità: l'ortica è ben tollerata. Occasionalmente può causare disturbi gastrointestinali, iperidrosi, prurito.

Modalità d'impiego: la dose giornaliera consigliata è di 600-1200 mg di un estratto corrispondente a 4-6 g di droga.

Preparati commerciali: Viaprost, ecc.

Indicazioni: ipertrofia prostatica benigna, ritenzione idrica.

ORTOSIFON · Proprietà: diuretico, spasmolitico, antibatterico.

Orthosiphon spicatus (Thunb.) Baker. Pianta erbacea di 40-60 cm, originaria di Giava e dell'Australia.

Parti utilizzate: foglie.

Costituenti chimici: flavonoidi lipofili (0,2-0,3%) tra cui sinensetina, tetrametilscutellarina, eupatorina, olio essenziale (0,02-0,07%); diterpeni; benzocromoni; sali di potassio (3%).

Farmacologia: gli estratti di ortosifon aumentano la diuresi; inoltre esercitano un'azione spasmolitica e antibatterica.

Clinica: gli studi clinici eseguiti con ortosifon risalgono alla prima metà del secolo scorso. Studi clinici più recenti non hanno documentato un effetto diuretico e antibatterico di questa droga in pazienti con diatesi urica e con altri problemi urinari (Doan e coll., 1992; Tiktinsky e Bablumyan, 1983).

Tossicità: l'ortosifon è considerato sicuro. È controindicato in presenza di edemi dovuti a disfunzioni cardiache o renali.

Modalità d'impiego: la dose giornaliera consigliata è di 6-12 g di droga essiccata (macerata a freddo; si sconsiglia l'infuso), assunta con abbondante quantità di liquidi.

Indicazioni: infezioni e/o infiammazioni urinarie, renella.

PASSIFLORA · Proprietà: sedativo.
Passiflora incarnata L. Pianta rampicante perenne, spontanea in Messico e negli Stati Uniti.
Parti utilizzate: infiorescenze.
Costituenti chimici: flavonoidi (25%) come vitexina e iperoside; maltolo; alcaloidi (tracce); ecc.
Farmacologia: la passiflora induce un sonno riconducibile a quello fisiologico. Comunque, anche se ben documentato, questo effetto della passiflora deve essere meglio delucidato, soprattutto per quanto riguarda i componenti responsabili di questo effetto ed il modo come agiscono.
Clinica: diversi studi clinici hanno mostrato un effetto ansiolitico di preparati contenenti passiflora in associazione con altre droghe vegetali. In letteratura è riportato anche uno studio clinico randomizzato e in doppio cieco che mostra come la passiflora, somministrata per un periodo di 30 giorni, riduce i sintomi dell'ansia (Akhondzadeh e coll., 2001).
Tossicità: raramente provoca disturbi gastrointestinali, sonnolenza, tachicardia. Non va associata a sedativi centrali (ne potenzia gli effetti).
Modalità d'impiego: la dose giornaliera consigliata è di 4-8 g di droga secca.
Preparati commerciali: Anevrasi, Florerbe Calmante, Sedatol, Val-Plus, Neurofast, ecc.
Indicazioni: ansia, nervosismo, irritabilità (bambini).

PEPERONCINO · Proprietà: antipiretico, analgesico.
Capsicum frutescens L. Pianta erbacea annuale, originaria delle regioni tropicali dell'America.
Parti utilizzate: frutto.
Costituenti chimici: capsaicina (1,5%) e composti correlati (capsaicinoidi).
Farmacologia: il peperoncino agisce sull'apparato digerente stimolando la secrezione e di conseguenza migliorando le funzioni digestive (azione eupeptica). È stato inoltre osservato che stimola i recettori dei vanilloidi localizzati sulle fibre sensoriali gastriche, prima attivandoli e poi desensibilizzandoli (azione analgesica).
Clinica: uno studio clinico randomizzato, in doppio cieco e con placebo, e studi epidemiologici indicano che il peperoncino riduce l'intensità dei sintomi dispeptici (dolore epigastrico, senso di pienezza, nausea) e protegge la mucosa gastroduodenale da insulti diversi (Bortolotti e coll., 2002; Kang e coll., 1995).
Tossicità: il peperoncino può causare diarrea e coliche intestinali. La capsaicina, non il peperoncino, migliora la biodisponibilità della teofillina e interagisce con gli ACE inibitori provocando tosse.
Modalità d'impiego: la dose giornaliera consigliata è di 2,5 g di droga polverizzata.
Indicazione: dispepsia.

PIGEO AFRICANO · Proprietà: antinfiammatorio, antiossidante.
Pygeum africana Hook f. (= *Prunus africana* Kalk.) Albero di circa 30 m, tipico delle zone piovose dell'Africa tropicale.
Parti utilizzate: corteccia.
Costituenti chimici: steroli; acidi triterpenoidi (ursolico, oleanolico, ecc.); alcoli (docosanolo, ecc.); acidi grassi.
Farmacologia: gli estratti di pigeo africano inibiscono l'enzima LOX e la proliferazione dei fibroblasti prostatici e la 5α-riduttasi; inoltre proteggono vescica e uretra dagli effetti dei radicali liberi.
Clinica: studi clinici randomizzati, controllati e in doppio cieco, mostrano che il pigeo africano migliora il flusso urinario e la nicturia senza modificare il volume della prostata (Wilt e coll., 2002).
Tossicità: il pigeo africano è ben tollerato. Occasionalmente causa mal di testa e disturbi gastrointestinali.
Modalità d'impiego: la dose giornaliera consigliata è di 1 g di droga micronizzata, oppure 100-200 mg di un estratto lipofilo contenente il 6,2% di acidi grassi, il 10,7% di sitosteroli, il 2% di sitostenone, il 2,9% di acido ursolico, lo 0,7% di acido oleanolico e lo 0,39-0,64% di docasanolo.
Preparati commerciali: Tadenan, ecc.
Indicazione: ipertrofia prostatica benigna.

PINO MARITTIMO FRANCESE · Proprietà: vasoprotettivo, antiflogistico.
Pinus pinaster Aiton ssp. *atlantica* Villar. Pianta che cresce lungo il golfo di Biscaglia.
Parti utilizzate: corteccia.
Costituenti chimici: polifenoli, principalmente procianidine e acidi fenolici.
Farmacologia: gli estratti di pino marittimo francese aumentano la sintesi di enzimi antiossidanti quali catalasi, superossido dismutasi e glutatione perossidasi (azione antiossidante); inibiscono mediatori, enzimi e fattori coinvolti nell'infiammazione (azione antiflogistica) ed enzimi (elastasi, ialuronidasi) che degradano gli elementi essenziali dei vasi e della pelle (azione vasoprotettiva).
Clinica: studi clinici in doppio cieco e con placebo riportano che un estratto di pino marittimo francese riduce dolore, gonfiore, frequenza dei crampi e pesantezza delle gambe in soggetti con insufficienza venosa cronica (Rohdewald, 2002).
Tossicità: il trattamento con pino marittimo francese è considerato sicuro. Gli effetti indesiderati segnalati sono lievi e reversibili: disturbi gastrointestinali, vertigini, mal di testa.
Modalità d'impiego: la dose giornaliera consigliata è di 90-360 mg di un estratto contenente l'80-90% di procianidine.
Preparati commerciali: Ozopulmin, Pumilene, Sloan Balsamo, Broncosedina, ecc.
Indicazione: insufficienza venosa.

PROPOLI · Proprietà: antisettico, antinfiammatorio.

Materiale resinoso raccolto dalle api sui germogli di alcune specie di *Populus* (*cistus, baccharis*, ecc.) e successivamente arricchito di cera e di secrezioni salivari.

Costituenti chimici: flavonoidi; idrossiacidi aromatici; aldeidi, ecc.

Farmacologia: gli estratti di propoli inibiscono la sintesi proteica agendo sulla RNA polimerasi DNA-dipendente dei batteri (azione antibatterica); inoltre inibiscono la COX-2 e il fattore nucleare kappa B (NF-κB) (azione antiflogistica).

Clinica: l'efficacia della propoli negli stati infiammatori del cavo orale non è stata ben definita (Schmidt e coll., 1980, Murray e coll., 1997).

Tossicità: la propoli è considerata sicura. È controindicata nei soggetti predisposti a reazioni allergiche. L'uso della droga grezza come pasta dentifricio, spray o collutorio ingiallisce progressivamente i denti.

Modalità d'impiego: la dose giornaliera consigliata è di 600-900 mg di un estratto contenente 1,5-1,8 mg/ml di galangina e 2,8-3,8 mg/ml di pinocembrina. È utile titolare anche i derivati dell'acido caffeico, in particolare il CAPE.

Preparati commerciali: Apropos, Propolimix, ecc.

Indicazione: infiammazioni del cavo orale e delle prime vie aeree.

PSILLIO · Proprietà: regolatore delle funzioni intestinali.

Plantago psillium L. (= *P. ovata* L.) Pianta erbacea alta 30 cm, originaria delle regioni mediterranee.

Parti utilizzate: semi.

Costituenti chimici: mucillagini (10-20%); olio grasso; glicosidi iridoidi (aucubina); alcaloidi (plantagonina, indicaina); ecc.

Farmacologia: lo psillio aumenta la massa fecale e normalizza il transito intestinale. Inoltre riduce l'assorbimento intestinale di colesterolo, acidi biliari e zuccheri.

Clinica: Studi clinici hanno mostrato che lo psillio è più efficace della crusca nel migliorare la costipazione (Capasso e Castaldo, 2006).

Tossicità: lo psillio è una droga sicura. Può provocare flatulenza e gonfiore addominale. È controindicato in pazienti diabetici, in quelli trattati con ipocolesterolemizzanti e nei casi di ostruzione intestinale e di megacolon.

Modalità d'impiego: 10 g di psillio in 100 ml di acqua: si agita e si ingerisce il tutto, bevendo subito dopo 200 ml di acqua.

Preparati commerciali: Planten, Seda Stip, LactoDisCinil, Agiolax, ecc.

Indicazioni: stipsi atonica e spastica.

RABARBARO · Proprietà: lassativo.
Rheum palmatum L. Pianta erbacea perenne alta 1-3 m, comune in Cina, India, Pakistan e Nepal.
Parti utilizzate: rizoma (radice tuberosa).
Costituenti chimici: sennosidi (2,5%); tannini; isolindleina; lindleina; ecc.
Farmacologia: gli estratti di rabarbaro influenzano la motilità del colon: più esattamente stimolano le contrazioni propulsive e inibiscono quelle stazionarie. Inoltre manifestano azione ipocolesterolemizzante, ipoglicemizzante e antiflogistica.
Clinica: non sono disponibili studi clinici e sistematici sul rabarbaro, nonostante il suo consolidato impiego come lassativo.
Tossicità: il rabarbaro può causare spasmi addominali. È controindicato nei casi di colite ulcerosa, appendicite, dolori addominali d'origine sconosciuta, morbo di Crohn e nei bambini al di sotto dei 12 anni. Può interferire con i digitalici, gli antiaritmici, i diuretici tiazidici e i corticosteroidi.
Modalità d'impiego: la dose giornaliera consigliata è di 0,5-2 g di droga essiccata, equivalente a 20-30 mg di derivati idrossiantracenici (alcaloidi come sennosidi). L'azione lassativa si dimezza con la bollitura.
Preparati commerciali: Amaro Medicinale Giuliani, Coladren, Crisolax, Eparema, Heparbil, Eucarbon, ecc.
Indicazione: stipsi.

RIBES NERO · Proprietà: antireumatico, antigottoso, diuretico.
Ribes nigrum L. Arbusto spinoso, alto circa 1,5 m, originario dell'Europa centro-orientale.
Parti utilizzate: foglie, semi (olio).
Costituenti chimici: olio essenziale contenente acido γ-linolenico (AGL) e acido α-linolenico (ALA); flavonoidi (0,5%); acido ascorbico; miricetina; ecc.
Farmacologia: il ribes nero inibisce gli enzimi COX e LOX con conseguente riduzione di eicosanoidi nel focolaio infiammatorio (azione antiflogistica).
Clinica: studi clinici randomizzati hanno evidenziato che l'olio di ribes (10,5 g/*die* pari a 2 g di AGL) riduce i sintomi dell'artrite reumatoide (Soeken e coll., 2003).
Tossicità: il ribes è una droga sicura.
Modalità d'impiego: 20-50 g di droga in infusione per 15 minuti in 500 ml di acqua. Si filtra e si beve nella giornata.
Indicazioni: artrosi, dolori articolari.

RISO ROSSO FERMENTATO • Proprietà: ipocolesterolemizzante.

Oryza sativa L. Pianta erbacea annuale alta 30-60 cm, originaria della Cina.

Parti utilizzate: il prodotto della fermentazione del riso cotto con il micete *Monascus purpureus* per 9 giorni.

Costituenti chimici: monacoline (0,4%); ecc.

Farmacologia: il riso rosso fermentato e uno dei suoi costituenti, la monacolina k, inibiscono la HMG-CoA riduttasi e quindi la sintesi del colesterolo.

Clinica: studi clinici mostrano una riduzione significativa dei livelli ematici di colesterolo LDL e un aumento dei livelli di colesterolo HDL (Thompson Coon e Ernst, 2003).

Tossicità: il riso rosso fermentato è sicuro. In alcuni pazienti può provocare flatulenza, vertigini, bruciore di stomaco. In letteratura è riportato un caso di anafilassi e un caso di rabdomiolisi.

Modalità d'impiego: la dose giornaliera consigliata è di 1,2-2,4 g di preparato contenente lo 0,4% di monacoline.

Preparati commerciali: Cholestin, ecc.

Indicazione: ipercolesterolemia.

RODIOLA • Proprietà: adattogeno.

Rhodiola rosea L. Pianta di 40-50 cm, diffusa nelle regioni montuose dell'Europa e dell'Asia.

Parti utilizzate: radici.

Costituenti chimici: composti fenolici (p-tirosolo, rosavina, salidroside); flavonoidi; acidi organici; ecc.

Farmacologia: gli estratti di rodiola influenzano i livelli delle monoamine e dei peptidi oppioidi; inoltre si comportano da *scavenger* dei radicali liberi.

Clinica: gli effetti benefici della rodiola nel migliorare lo stato fisico e mentale in pazienti stressati devono essere meglio caratterizzati.

Tossicità: la rodiola è abbastanza sicura. Dosaggi elevati possono provocare insonnia e irritabilità.

Modalità d'impiego: la dose giornaliera consigliata è di 100-170 mg di un estratto standardizzato all'1,6% di salidroside e al 3,6% di rosavina.

Indicazioni: stress, affaticamento fisico.

RUSCO (PUNGITOPO) · Proprietà: flebotonico, capillaroprotettivo, antiflogistico.

Ruscus aculeatus L. Pianta erbacea perenne, di 30-40 cm, diffusa nell'area mediterranea.

Parti utilizzate: rizoma con radici.

Costituenti chimici: saponine steroidee (6%) fra cui ruscogenina e neoruscogenina; flavonoidi; benzofurani; olio essenziale; ecc.

Farmacologia: gli estratti di rusco costringono la muscolatura liscia e inibiscono la permeabilità attraverso un blocco dei recettori α-adrenergici e dei canali del calcio; inoltre manifestano azione antiflogistica.

Clinica: diversi studi clinici mostrano che il rusco riduce la gravità dei sintomi (dolore, crampi, edema, pesantezza di gambe e circonferenza) in pazienti con insufficienza venosa cronica (Boyle e coll., 2003; Vanscheidt e coll., 2002).

Tossicità: il rusco è considerato sicuro. In rari casi può provocare disturbi gastrici e nausea.

Modalità d'impiego: la dose giornaliera consigliata deve corrispondere a 7-11 mg di ruscogenina (ruscogenina + neoruscogenina).

Preparati commerciali: Ruscoven, Vasotonal, ecc.

Indicazioni: insufficienza venosa cronica, emorroidi.

SALICE · Proprietà: antiflogistico.

Salix alba L., *S. purpurea* L., *S. fragilis* L. Alberi o arbusti diffusi in Italia.

Parti utilizzate: corteccia, prelevata da alberi di 2-3 anni.

Costituenti chimici: glucosidi fenolici (0,5-10%) come la salicina; tannini (8-20%); flavonoidi; ecc.

Farmacologia: alcuni studi mostrano che i composti del salice inibiscono l'induzione (non l'attività) della COX-2 e quindi la formazione di prostanoidi.

Clinica: studi clinici randomizzati mostrano che il salice riduce il dolore alla schiena (Chrubasik e coll., 2001). Non è del tutto chiara l'efficacia del salice nei pazienti con osteoartrite o artrite reumatoide (studi contraddittori).

Tossicità: il salice è abbastanza sicuro. Raramente causa disturbi gastrici (nausea, vomito, iperemia gastrica) per la presenza di tannini. È controindicato in pazienti ipersensibili ai salicilati.

Modalità d'impiego: la dose giornaliera consigliata deve corrispondere a 120-240 mg di salicina.

Preparati commerciali: Donalg, Passiflorine, ParavirFlu, ecc.

Indicazioni: osteoartrite, artrite reumatoide.

SALVIA · Proprietà: eupeptico, antiossidante.

Salvia officinalis L. Suffrutice ramificato spontaneo in tutte le regioni mediterranee.

Parti utilizzate: sommità fiorite.

Costituenti chimici: olio essenziale (1-2,8%); polifenoli (acido caffeico e derivati); ecc.

Farmacologia: i preparati di salvia possiedono proprietà antiossidanti e anticolinesterasiche: inibiscono la colinesterasi in alcune aree del cervello quali ippocampo, corteccia dell'emisfero sinistro, corpo striato.

Clinica: uno studio randomizzato, in doppio cieco, mostra che nei malati di Alzheimer una tintura di salvia migliora i deficit cognitivi della malattia (Akhondzadeh e coll., 2003b). Un altro studio, condotto in doppio cieco, mostra che l'olio essenziale di salvia spagnola migliora in giovani sani le capacità cognitive (Perry e coll., 2003).

Tossicità: l'uso prolungato di estratti di salvia e dell'olio essenziale può causare convulsioni (tujone, canfora). Se ne sconsiglia l'uso in gravidanza.

Modalità d'impiego: la dose giornaliera consigliata è 60 gocce di una tintura (rapporto droga:alcol 1:1) oppure 200-300 mg di estratto secco contenente il 9,9% di acido rosmarinico (capsule).

Preparati commerciali: Donalg, Salvigol, ecc.

Indicazioni: dispepsia, deficit cognitivi, eliminazione di radicali liberi.

SENNA · Proprietà: accelera il transito intestinale.

Cassia acutifolia Del. (= *C. senna* L.) o *C. angustifolia* Vahl. Arbusti alti 1,20-1,60 m, originari della penisola arabica e dell'Egitto.

Parti utilizzate: foglioline e frutti.

Costituenti chimici: glucosidi diantronici (sennosidi) 1,5-5%.

Farmacologia: gli estratti di senna agiscono sulla motilità e sulla secrezione del crasso (solo per dosi superiori) con un meccanismo non ancora del tutto chiaro.

Clinica: la senna è il lassativo antrachinonico più utilizzato in campo clinico per la sua azione blanda (Capasso e D'Argenio, 2007).

Tossicità: la senna è considerata una droga sicura. L'uso continuo e dosaggi elevati possono causare crampi addominali e scolorimento dell'urina, congestione delle emorroidi, pseudomelanosi del colon. È controindicata nei casi di occlusione intestinale, stipsi spastica, stenosi rettale, colite ulcerosa.

Modalità d'impiego: la dose giornaliera consigliata è di 0,5-2 g di droga (sottoforma di infuso o di macerato).

Preparati commerciali: X-Prep, Agiolax, Pursennid, Tamarine, Decolax, ecc.

Indicazione: stipsi.

SERENOA · Proprietà: antiflogistico. *Serenoa repens* (Bar.) Small. Palma nana alta 2-4 m, originaria del sud degli Stati Uniti d'America.

Parti utilizzate: frutti.

Costituenti chimici: sitosteroli (sitosterolo, ecc.); acidi grassi; acidi organici (clorogenico, ecc.); ecc.

Farmacologia: gli estratti di serenoa inibiscono l'azione dell'enzima 5α-riduttasi (che converte il testosterone in diidrotestosterone) e degli enzimi COX e LOX (azione antiflogistica); inoltre bloccano i canali del calcio e antagonizzano i recettori α-adrenergici (azione spasmolitica), la secrezione acida gastrica e quella degli enzimi digestivi.

Clinica: studi clinici randomizzati e in doppio cieco mostrano che la serenoa è efficace quanto la finasteride nel ridurre i sintomi dell'iperplasia prostatica benigna (Capasso e coll., 2006).

Tossicità: la serenoa è considerata una droga sicura. Raramente causa prurito, mal di testa, ipertensione, disfunzione erettile e disturbi gastrointestinali. È controindicata in pazienti con ulcera gastroduodenale e negli ipertesi.

Modalità d'impiego: la dose giornaliera consigliata è di 360 mg di un estratto contenente l'85-95% di acidi grassi e steroli.

Preparati commerciali: Prostaser, Saba, ecc

Indicazione: iperplasia prostatica benigna.

TANACETO · Proprietà: antiserotonico, antiflogistico. *Tanacetum parthenium* (L.) Schultz-Bip. (= *Chrysanthemum parthenium* [L.] Bernh.). Pianta erbacea perenne, comune in Asia minore e nei Paesi balcanici.

Parti utilizzate: parti aeree.

Costituenti chimici: lattoni sesquiterpenici (0,2-0,6%) tra cui il partenolide; un olio essenziale (0,03-0,07%); flavonoidi; ecc.

Farmacologia: gli estratti di tanaceto attenuano l'attivazione dell'NF-κB (fattore di trascrizione che svolge un ruolo nei processi flogistici e nell'emicrania), inibiscono la NO sintasi, la fosfolipasi A_2 e il rilascio di istamina dai mastociti e di serotonina dalle piastrine.

Clinica: gli studi clinici pubblicati fino a oggi non mostrano con chiarezza l'efficacia del tanaceto nella profilassi dell'emicrania e nel trattamento dell'artrite reumatoide (Pittler e Ernst, 2004b).

Tossicità: può provocare, per un uso prolungato, infiammazione del cavo orale e ulcerazioni. È stata descritta una sindrome "post-tanaceto" (dopo improvvisa interruzione del trattamento) che consiste in mal di testa, nervosismo, dolore alle articolazioni e stanchezza.

Modalità d'impiego: la dose giornaliera consigliata deve corrispondere, indipendentemente dal tipo di preparazione, a 50-140 mg di partenolide.

Indicazione: emicrania.

TARASSACO · Proprietà: diuretico, coleretico, ipoglicemizzante.
Taraxacum officinale Weber *ex* Wiggers. Pianta erbacea perenne alta 20-50 cm, diffusa in Italia fino ai 1800-2000 m.
Parti utilizzate: foglie e radici.
Costituenti chimici: flavonoidi; acidi fenolici (caffeico, cicorico); lattoni sesquiterpenici (germacranolide); potassio.
Farmacologia: gli estratti di tarassaco aumentano la secrezione biliare e la diuresi; inoltre riducono i livelli ematici di glucosio.
Clinica: non sono disponibili studi clinici randomizzati che mostrano l'efficacia del tanaceto nelle dispepsie.
Tossicità: il tarassaco è ben tollerato. Può causare iperacidità gastrica e fenomeni allergici. È controindicato nei casi di calcoli biliari, ileo paralitico ed empiema della colecisti.
Modalità d'impiego: la dose giornaliera consigliata è di 4-10 g di droga ridotta in polvere.
Preparati commerciali: Actidren, ColestErbe, Fitomagra drenaplus, ecc.
Indicazioni: dispepsia, disturbi epatici.

TÈ VERDE · Proprietà: tonico, antidiarroico.
Camellia sinensis L. Arbusto alto anche 1,5 m, originario della Birmania, del Vietnam e della Cina meridionale.
Parti utilizzate: foglie.
Costituenti chimici: metilxantine (3,5-6%) tra cui caffeina (4%), teofillina (0,02-0,04%), teobromina (0,05%); tannini (5-20%); flavonoidi; saponine triterpeniche; olio essenziale (10%); alluminio; vitamine C e B; ecc.
Farmacologia: il tè riduce la secrezione di acidi biliari e prolunga il tempo di transito intestinale; inoltre inibisce i processi di angiogenesi, induce l'apoptosi e riduce l'attività catalitica di alcuni enzimi proteolitici (azione antitumorale).
Clinica: Studi epidemiologici mostrano che il tè riduce la formazione di lesioni preneoplastiche (polipi del colon, gastrite cronica), ma non dei tumori (Borrelli e coll., 2004).
Tossicità: il tè è privo di effetti indesiderati. In quantità eccessive provoca insonnia, stati ansiosi e irritabilità.
Modalità d'impiego: 2,5 g di droga si lasciano in infusione per 2 minuti in 150 ml d'acqua (per avere un effetto tonico), oppure per 10-15 minuti (per avere un effetto antidiarroico). Una-tre tisane al giorno.
Preparati commerciali: Orapdon, Monoselect Camellia, ecc.
Indicazioni: diarrea, astenia, fatica passeggera.

TIMO · Proprietà: antitussivo, antisettico vie aeree, spasmolitico.
Thymus vulgaris L. Pianta suffruticosa originaria dell'Europa centro-meridionale, dei paesi balcanici e del Caucaso. Parti utilizzate: foglie (private degli steli) e fiori.
Costituenti chimici: olio essenziale (0,8-2,5%) contenente soprattutto timolo (30-70%) e carvacrolo (3-15%); flavonoidi; acidi caffeico, oleanolico, ursolico; resine; tannini; saponine; ecc.
Farmacologia: i preparati di timo hanno mostrato di possedere proprietà analgesiche, antipiretiche, spasmolitiche (blocco dei canali del calcio), espettoranti e antitussive.
Clinica: l'olio di timo è stato usato per il trattamento dell'enuresi nel bambino (Martindale, 1982). Comunque le proprietà attribuite al timo non sono state sufficientemente dimostrate.
Tossicità: il timo è abbastanza sicuro. L'olio di timo può essere irritante per la cute: va diluito con un *carrier* oleoso e mai utilizzato per uso interno. È preferibile non utilizzarlo in gravidanza e durante l'allattamento.
Modalità d'impiego: 1,5-2 g di timo si lasciano in infusione per 10 minuti in 150 ml di acqua. Si filtra e si beve. Una-due tisane al giorno. Estratto liquido di timo: 0,6-4 ml/die; tintura (1:5, 45% alcol) 2-6 ml/die.
Preparati commerciali: Rinostil, Vegetallumina, Pinselina, Aperdan, Calyptol, ecc.
Indicazioni: bronchite, tosse, dispepsia digestiva.

UNCARIA · Proprietà: antiflogistico, immunostimolante.
Uncaria tomentosa (Willd) DC. Pianta ramificante di 30 m, originaria delle foreste pluviali dell'America centro-meridionale.
Parti utilizzate: corteccia delle radici.
Costituenti chimici: alcaloidi ossindolici e indolici; acidi organici; ecc.
Farmacologia: gli estratti di uncaria incrementano i linfociti B e T, la fagocitosi e le interleuchine (azione immunostimolante); inoltre inibiscono il TNF-α e altri mediatori dell'infiammazione (azione antiflogistica).
Clinica: uno studio randomizzato mostra che l'uncaria riduce i sintomi della malattia in pazienti con artrite reumatoide (Panush, 2002).
Tossicità: l'uncaria è abbastanza sicura. Un uso prolungato può causare diarrea e ipotensione; inoltre può ridurre i livelli plasmatici di estradiolo e progesterone.
Modalità d'impiego: la dose giornaliera raccomandata è di 300 mg di un estratto contenente l'80% di carbossialchilesteri oppure 20-60 mg di un estratto contenente l'1,3% di alcaloidi ossindolici pentaciclici.
Preparati commerciali: Ekimunil, ecc.
Indicazione: artrite reumatoide.

UVA URSINA · Proprietà: antisettico urinario.
Arctostaphylos uva ursi (L.) Sprengel. Piccolo arbusto sempreverde diffuso nell'Europa centrale e boreale. In Italia è comune nelle Alpi e negli Appennini centro-settentrionali.
Parti utilizzate: foglie.
Costituenti chimici: glucosidi fenolici (5-15%) come arbutina; enzimi (arbutinasi); flavonoidi; tannini (6-7%); ecc.
Farmacologia: gli estratti di uva ursina impediscono la crescita di microrganismi (*E. coli, S. aureus, B. subtilis, M. smegmatis*) responsabili delle infezioni delle vie urinarie (azione antimicrobica).
Clinica: non esistono in letteratura studi randomizzati e in doppio cieco che mostrino l'efficacia dell'uva ursina nel trattamento delle infezioni delle vie urinarie. Viceversa, uno studio clinico, randomizzato e in doppio cieco con placebo, dimostra che l'uva ursina è in grado di prevenire episodi di cistite (Larsson e coll., 1993).
Tossicità: l'uva ursina colora le urine in marrone. Può provocare nausea e vomito ed è controindicata in gravidanza, durante l'allattamento e nei bambini al di sotto dei 12 anni.
Modalità d'impiego: la dose giornaliera consigliata deve corrispondere a 400-800 mg di derivati fenolici.
Preparati commerciali: Litostop, ecc.
Indicazione: cistite.

VALERIANA · Proprietà: sedativo.
Valeriana officinalis L. Pianta erbacea perenne, diffusa in Europa.
Parti utilizzate: rizoma, radici e stoloni.
Costituenti chimici: valepotriati (0,5-25%); un olio essenziale (0,3-0,7%) contenente soprattutto borneolo e acidi valerenici; lignani, ecc.
Farmacologia: le proprietà sedative della valeriana sono ben note e ampiamente apprezzate. Studi piuttosto recenti hanno mostrato che gli estratti di valeriana stimolano la sintesi e il rilascio del GABA e ne ostacolano la ricaptazione e il catabolismo, potenziandone in definitiva l'azione.
Clinica: studi clinici randomizzati mostrano che la valeriana, somministrata per un periodo di 2-4 settimane, può essere utile nell'insonnia (Donath e coll., 2000) e nei casi di ansia (Andreatini e coll., 2002).
Tossicità: la valeriana è una droga sicura. Raramente causa mal di testa e disturbi gastrointestinali. Non va consigliata a bambini al di sotto di 3 anni, a donne in gravidanza o che allattano.
Modalità d'impiego: la dose giornaliera consigliata è di 400-900 mg di un estratto con un contenuto in acidi valerenici dello 0,25-0,35%, equivalenti e 2-3 g di droga secca.
Preparati commerciali: Sedopuer, Ticalma, Valeromill, Monoselect Valeriana, Neurofast, Valeriana Dispert, ecc.
Indicazioni: insonnia, ansia.

VIOLA DEL PENSIERO · Proprietà: antinfiammatorio.

Viola tricolor L. Pianta erbacea alta 20-30 cm, originaria delle regioni temperate dell'Europa e dell'Asia.

Parti utilizzate: parti aeree.

Costituenti chimici: acido salicilico e derivati (0,06-0,3%); mucillagini (10%); tannini (2,4-4,5%); flavonoidi (circa 0,4%); antocianidine; carotenoidi; acido ascorbico; ecc.

Farmacologia: diversi studi sperimentali hanno mostrato l'efficacia di estratti di viola in alcune affezioni cutanee.

Clinica: il Weiss riporta nel suo Lehrbuch der Phytotherapie (1980) che la viola dava buoni risultati in un certo numero di dermatiti sia negli adulti che nei bambini.

Tossicità: la viola è una droga sicura. Non si conoscono effetti collaterali, interazioni e controindicazioni.

Modalità d'impiego: 4,0 g di droga tagliata finemente e fatta brevemente bollire in 150 ml di acqua. Dopo 10 minuti si filtra e si beve. Una-due tisane al giorno.

Indicazioni: acne, eczema, dermatite.

VITE · Proprietà: capillarotropo, antiflogistico, antiossidante.

Vitis vinifera L. Arbusto sarmentoso di cui sono coltivate diverse varietà.

Parti utilizzate: foglie, semi.

Costituenti chimici: proantocianidine; flavonoidi; resveratrolo.

Farmacologia: gli estratti di vite prevengono un aumento della permeabilità capillare, rafforzano la matrice del tessuto connettivo vascolare, inibiscono la perossidazione lipidica, bloccano la formazione di ROS e inibiscono la formazione di mediatori proinfiammatori.

Clinica: studi clinici randomizzati e in doppio cieco mostrano che la vite riduce i sintomi dell'insufficienza venosa cronica lieve (stanchezza, pesantezza, dolore, formicolio, sensazione di tensione alle gambe) (Kiesewetter e coll., 2000). Questi risultati sono stati confermati da uno studio osservazionale (Schaefer e coll., 2003).

Tossicità: non sono noti effetti indesiderati.

Modalità d'impiego: la dose giornaliera consigliata è di 360-720 mg di un estratto con un contenuto in flavonoidi non superiore al 4% e antocianidine (1%).

Preparati commerciali: Carvelin, Emospid, Monoselect Vitis, ecc.

Indicazioni: insufficienza venosa, varici, fragilità capillare.

WITANIA · Proprietà: antiflogistico, antiossidante.
Withania somnifera L. Arbusto diffuso in India.
Parti utilizzate: radici.
Costituenti chimici: alcaloidi (witanina, ecc.); lattoni steroidei (witanolidi); terpenoidi (sitoindosidi); ecc.
Farmacologia: gli estratti di witania possiedono numerose proprietà (antinfiammatoria, antitumorale, neuroprotettiva, antiossidante, adattogena, ecc.). Il meccanismo d'azione deve essere però meglio delucidato.
Clinica: uno studio clinico mostra che la witania migliora alcuni parametri ematologici (emoglobina, globuli rossi) e abbassa il colesterolo ematico (Kuppurajan e coll., 1980).
Tossicità: la witania è abbastanza sicura. Dosi elevate possono causare disturbi gastrointestinali. Può potenziare gli effetti dei sedativi ed è controindicata in gravidanza e durate l'allattamento.
Modalità d'impiego: la dose giornaliera raccomandata è di 3-6 g di droga secca (tisana).
Preparati commerciali: Immu-25, Articulin-F, ecc.
Indicazione: stress.

ZENZERO · Proprietà: antinausea, stimolante.
Zingiber officinale Ros. Pianta erbacea perenne originaria dell'India.
Parti utilizzate: rizomi.
Costituenti chimici: oleoresina che contiene gingeroli (circa 33%), shogaoli e zingerone; un olio essenziale (1-3%); ecc.
Farmacologia: gli estratti di zenzero bloccano i recettori gastrici 5-HT3 con conseguente inibizione del segnale emetico diretto ai centri nervosi e normalizzano la motilità gastrica (azione antiemetica).
Clinica: studi clinici randomizzati mostrano che lo zenzero è efficace quanto la vitamina B6 nei casi di nausea e vomito in gravidanza (Borrelli e coll., 2005).
Tossicità: lo zenzero è considerato una droga sicura. Può causare bruciori di stomaco. È sconsigliato in pazienti con calcoli epatici e in terapia con anticoagulanti.
Modalità d'impiego: la dose giornaliera consigliata è di 300-600 mg di estratto contenente il 20% di gingeroli.
Indicazione: cinetosi (mal d'auto o di mare o d'aereo).

ZUCCA · Proprietà: antiflogistico.

Cucurbita pepo L. Pianta originaria dell'America centrale.

Parti utilizzate: semi maturi.

Costituenti chimici: olio fisso (49%); tocoferolo; steroli; cucurbitina; selenio.

Farmacologia: gli estratti di zucca rilasciano lo sfintere vescicale (a livello del collo) e nel contempo esercitano un'azione tonica sulla muscolatura della vescica. Sembra che favoriscano il disaccoppiamento DHT-recettore.

Clinica: studi clinici mostrano che la zucca allevia i sintomi conseguenti all'ingrossamento della prostata, senza però modificarne le dimensioni (Friederich e coll., 2000).

Tossicità: i semi di zucca sono ben tollerati.

Modalità d'impiego: la dose giornaliera consigliata è di 10 g di semi macinati.

Indicazioni: disturbi della minzione, irritazione della vescica, ipertrofia prostatica benigna.

Interazione droga vegetale/farmaco etico

A parte le note interazioni tra l'iperico e diversi farmaci etici, la letteratura è carente in questo settore, perché sono scarse le segnalazioni e pochi gli studi sperimentali e clinici eseguiti. Comunque, se da una parte c'è il sospetto che le interazioni siano sottostimate, dall'altra c'è la convinzione che si basino sulle conoscenze farmacologiche dei principi attivi delle droghe vegetali.

Ad ogni modo ci sembra opportuno sottolineare che molte interazioni non provocano inconvenienti seri e molte possono verificarsi in un numero molto ristretto di pazienti. Questo però non deve portare medico e farmacista a sottovalutare il problema.

Interazioni tra droghe vegetali e farmaci etici segnalate in clinica (↑ = aumento, ↓ = diminuzione)

Droga vegetale	Farmaco etico (uso)	Effetto Interazione	Possibile meccanismo	Fonte
Aglio	Clorpropamide (ipoglicemizzante orale)	Risposta ipoglicemica	Effetto additivo	Caso clinico
	Fluindione (anticoagulante)	↓ Livelli plasmatici	Effetto additivo	Caso clinico
	Indinavir (antivirale)	↑ Assorbimento	L'aglio potrebbe stimolare gli enzimi del citocromo a livello intestinale (metabolismo presistemico)	Studio clinico
	Paracetamolo (analgesico/ antinfiammatorio)	↓ Livelli plasmatici	Induzione enzimatica	Studio clinico
	Saquinavir	↓ Livelli plasmatici	Induzione enzimatica	Studio clinico
	Warfarina (anticoagulante)	↑ Assorbimento	Effetto additivo sulla coagulazione (l'aglio è un antiaggregante piastrinico)	Caso clinico
Artiglio del diavolo	Warfarina (anticoagulante)	↑ Anticoagulante	NN	Caso clinico
Angelica cinese	Warfarina (anticoagulante)	↑ Anticoagulante	Effetto additivo sulla coagulazione (l'angelica cinese è un antiaggregante piastrinico e contiene cumarine potenzialmente ad attività anticoagulante)	Casi clinici
Boldo/fieno greco	Warfarina (anticoagulante)	↑ Anticoagulante	Effetto additivo sulla coagulazione (sia il boldo che il fieno greco contengono cumarine a potenziale attività anticoagulante)	Caso clinico
Camomilla	Warfarina (anticoagulante)	↓ Livelli plasmatici	Induzione enzimatica	Serie di casi
Cardo mariano	Indinavir (antivirale)	↓ Livelli plasmatici	Modulazione del CYP3A e della glicoproteina P	Studio clinico

segue →

seguito →

Droga vegetale	Farmaco etico (uso)	Effetto Interazione	Possibile meccanismo	Fonte
Crusca di grano	Digossina (cardiotonico)	↓ Livelli plasmatici	Riduzione dell'assorbimento	Studio clinico
Crusca d'avena	Lovastatina (ipocolesterolemizzante)	↓ Livelli plasmatici	Riduzione dell'assorbimento	Studio clinico
Enotera (olio di Oenothera spp.)	Flufenazina (antipsicotico)	Convulsioni	L'acido γ-linoleico (presente nell'olio di enotera) abbassa la soglia per lo scatenamento delle convulsioni	Due casi clinici
Fieno greco	Glipizide (antidiabetico)	Eccessiva riduzione dei livelli glicemici	Effetto additivo	Studio clinico
Gomma guar	Digossina (cardiotonico)	↓ Livelli plasmatici	Riduzione dell'assorbimento	Caso clinico
	Glibenclamide (ipoglicemizzante)	↓ Livelli plasmatici	Riduzione dell'assorbimento	Studio clinico
	Metformina (ipoglicemizzante)	↓ Livelli plasmatici	Riduzione dell'assorbimento	Studio clinico
	Paracetamolo (analgesico)	↓ Livelli plasmatici	Riduzione dell'assorbimento	Studio clinico
	Penicillina V (antibiotico)	↓ Livelli plasmatici	Riduzione dell'assorbimento	Studio clinico
Ginkgo	Aspirina (antinfiammatorio, antiaggregante piastrinico)	Ifema, emorragia cerebrale	Effetto additivo sull'aggregazione piastrinica (i ginkgolidi sono antiaggreganti piastrinici)	Caso clinico
	Cilostazol (inibitore fosfodiesterasi tipo IV)	Sanguinamento	Effetto additivo	Studio clinico
	Estrogeni o corticosteroidi	Effetti tossici	Effetti additivi	Studio clinico
	Ibuprofene (antinfiammatorio)	Emorragia cerebrale	Effetto additivo sull'aggregazione piastrinica	Caso cilinico
	Omeprazolo (antiulcera)	↓ Livelli plasmatici	Induzione enzimatica	Studio clinico
	Rofecoxib (antinfiammatorio)	Sanguinamento	NN	Caso clinico
	Trazodone (antidepressivo)	Coma	NN	Caso clinico
	Tiazide (diuretico)	↑ Pressione arteriosa	Inibizione enzimatica	Caso clinico

segue →

seguito →

Droga vegetale	Farmaco etico (uso)	Effetto Interazione	Possibile meccanismo	Fonte
	Warfarina (anticoagulante)	↑ Anticoagulante	Effetto additivo sulla coagulazione (i ginkgolidi sono antiaggreganti piastrinici)	Caso clinico
Fenelzina	Insonnia, tremori, (antidepressivo)	NN mal di testa	Due casi	Ginseng clinici
	MAOi (antidepressivi)	Sintomi maniacali, mal di testa, tremori	NN	Casi clinici
Ginseng americano	Warfarina[b] (anticoagulante)	↓ Livelli plasmatici	Induzione degli enzimi epatici del citocromo da parte dei ginsenosidi	Studio clinico
Ginseng siberiano	Digossina (cardioattivo)	↓ Livelli plasmatici	Induzione degli enzimi epatici	Caso clinico
Iperico	Alprazolam (ansiolitico)	↓ Livelli plasmatici	Induzione degli enzimi epatici del citocromo	Studio clinico
	Amitriptilina (antidepressivo)	↓ Livelli plasmatici	Induzione degli enzimi epatici del citocromo	Studio clinico
	Buspirone (ansiolitico)	Ipomania	Effetto sinergico sui recettori della serotonina (il buspirone è un agonista dei recettori 5-HT1A)	Caso clinico
	Ciclosporina (immunosoppressore)	↓ Livelli plasmatici	Induzione degli enzimi epatici del citocromo (aumento del metabolismo della ciclosporina) e della glicoproteina P a livello intestinale (diminuzione dell'assorbimento intestinale della ciclosporina)	Studi clinici, casi clinici, serie di casi clinici
	Digossina (cardioattivo)	↓ Livelli plasmatici	Induzione della glicoproteina P (la glicoproteina P regola l'assorbimento intestinale e l'escrezione renale della digossina)	Studio clinico

segue →

seguito →

Droga vegetale	Farmaco etico (uso)	Effetto Interazione	Possibile meccanismo	Fonte
	Fenelzina (antidepressivo)	Insonnia, tremori, mal di testa	Effetto additivo	Caso clinico
	Fexofenadina (antiallergico)	↑ (in seguito a somministrazione acuta di iperico) o ↓ (in seguito a trattamento prolungato) dei livelli plasmatici di fexofenadina	Variazioni nell'espressione della glicoproteina P	Studio clinico
	Fenprocumone (anticoagulante)	↓ Effetto anticoagulante	Induzione degli enzimi epatici del citocromo	Studio clinico
	Imatinib (antitumorale)	↓ Livelli plasmatici	Induzione del CYP3A	Studio clinico
	Indinavir (antivirale)	↓ Livelli plasmatici	Induzione degli enzimi epatici del citocromo	Studio clinico
	Inibitori della ricaptazione della serotonina: sertralina, paroxetina, nefazodone (antidepressivi)	Sindrome serotoninergica	Effetto additivo sulla ricaptazione della serotonina	Casi clinici e serie di casi clinici
	Irinotecano (antitumorale)	↓ Concentrazione plasmatica del composto SN-38, un metabolita dell'irinotecano	Induzione degli enzimi epatici del citocromo e della glicoproteina P	Studio clinico
	Loperamide (antidiarroico)	Delirio	NN	Caso clinico
	Metadone (trattamento della dipendenza da oppiacei)	↓ Livelli plasmatici	Induzione degli enzimi epatici del citocromo e della glicoproteina P	Studio clinico
	Nevirapina (antivirale)	↓ Livelli plasmatici	Induzione degli enzimi epatici del citocromo	Studio clinico
	Midazolam (sedativo-ipnotico)	↓ Livelli plasmatici	Induzione del CYP3A4	Studio clinico
	Nifedipina (calcio antagonista)	↓ Livelli plasmatici	Induzione del CYP3A4	Studio clinico
	Omeprazolo (antiulcera)	↓ Livelli plasmatici	Induzione degli enzimi epatici del citocromo	Studio clinico

segue →

seguito →

Droga vegetale	Farmaco etico (uso)	Effetto Interazione	Possibile meccanismo	Fonte
	Pillola anticoncezionale: etinil estradiolo/desogestrel (contraccettivo)	↓ Efficacia del contraccettivo; sanguinamento intermestruale	Induzione degli enzimi epatici del citocromo	Casi clinici; studio clinico
	Quazepam (sedativo)	↓ Livelli plasmatici	Induzione enzimatica	Studio clinico
	Simvastatina (ipocolesterolemizzante)	↓ Livelli plasmatici	Induzione degli enzimi epatici del citocromo e della glicoproteina P	Caso clinico
	Tacrolimus (immunosoppressore)	↓ Livelli plasmatici	Induzione degli enzimi epatici del citocromo e della glicoproteina P	Due studi clinici
	Teofillina (antiasmatico)	↓ Livelli plasmatici	Induzione degli enzimi epatici del citocromo	Caso clinico[c]
	Tolbutamide (ipoglicemizzante)	Episodio ipoglicemico	Effetto additivo	Studio clinico
	Verapamile (antiangina, antipertensivo)	↓ Livelli plasmatici	Induzione degli enzimi del citocromo a livello intestinale (metabolismo presistemico)	Studio clinico
	Voriconazolo (antifungino)	↓ Livelli plasmatici	Induzione enzimatica	Studio clinico
	Warfarina (anticoagulante)	↓ Anticoagulante	Induzione degli enzimi epatici del citocromo	Casi clinici, serie di casi clinici
Ispagula	Litio (antipsicotico)	↓ Livelli citoplasmatici	Riduzione dell'assorbimento	Caso clinico
Kava	Alprazolam (ansiolitico)	Stato semicomatoso	Effetto additivo sui recettori del GABA; inoltre la kava inibisce gli enzimi epatici del citocromo	Caso clinico
	Levodopa (antiparkinson)	↓ Efficacia della levodopa	Antagonismo farmacologico (I kavapironi possiedono proprietà antidopaminergiche)	Caso clinico
Liquirizia	Spironolattone (diuretico)	↓ Azione ipotensiva	Azione mineralcorticoide	Studio clinico

segue →

seguito →

Droga vegetale	Farmaco etico (uso)	Effetto Interazione	Possibile meccanismo	Fonte
Mirtillo rosso americano	Warfarina (anticoagulante)	↑ Anticoagulante	Inibizione degli enzimi epatici del citocromo	Caso clinico, serie di casi clinici
Olio pesci	Warfarina (anticoagulante)	↑ Anticoagulante	Effetto additivo	Casi clinici
Riso rosso fermentato	Ciclosporina (immuno-soppressore)	Rabdomiolisi	Interferenza a livello degli enzimi epatici del citocromo	Caso clinico
Salvia cinese	Warfarina (anticoagulante)	↑ Anticoagulante	Effetto additivo sulla coagulazione (la salvia è un antiaggregante piastrinico)	Casi clinici
Soia	Warfarina (anticoagulante)	↓ Anticoagulante	NN	Caso clinico
Tè verde	Warfarina (anticoagulante)	↓ Anticoagulante	Antagonismo dell'azione della warfarina da parte della vitamina K, presente nel tè verde	Caso clinico
Valeriana	Barbiturici (sedativi)	Eccessiva sedazione	Effetto additivo	Caso clinico
	Deprimenti SNC	↑ Effetto sedativo	Effetto additivo	Caso clinico
Vitamina E	Warfarina (anticoagulante)	↓ Livelli plasmatici	NN	Caso clinico
Zenzero	Fenprocumone (anticoagulante)	↑ Anticoagulante	Effetto additivo sulla coagulazione (lo zenzero è un'antiaggregante piastrinico)	Caso clinico

[a] Adoperato per ridurre gli effetti avversi dei farmaci antipsicotici
[b] Singoli casi clinici hanno evidenziato sia diminuzione che aumento dell'effetto coagulante della warfarina in seguito a somministrazione contemporanea del ginseng (*Panax ginseng*)
[c] Un recente studio clinico esclude l'interazione
NN, non noto

Preparazioni fitoterapiche complesse

Le preparazioni riportate in questa sezione sono la sintesi di riferimenti bibliografici. Le quantità si riferiscono alla droga.

Acne
- Bardana   150 mg
- Carciofo   50 mg
- Fieno greco   400 mg

2 cps mattina, mezzogiorno e sera per 15-20 giorni; da ripetere

Aerofagia
- Finocchio   150 mg
- Menta   100 mg
- Angelica   50 mg

2 cps prima dei pasti per 2 settimane

Ansia
- Passiflora   150 mg
- Valeriana   50 mg
- Luppolo   50 mg

oppure
- Passiflora   150 mg
- Valeriana   50 mg
- Camomilla   50 mg

1 cps mattina, mezzogiorno e sera per 1 mese

Bronchite
- Eucalipto   150 mg
- Timo   150 mg

2 cps mattina, mezzogiorno e sera

Cellulite
- Betulla   100 mg
- Tè verde   200 mg

2 cps mattina, mezzogiorno e sera per 1-2 mesi

Cistite
- Uva ursina   150 mg
- Gramigna   150 mg

2 cps 3 volte al giorno per 20-30 giorni

Coliche addominali
- Melissa   100 mg
- Camomilla   100 mg
- Finocchio   50 mg

1 cps 3 volte al giorno

Costipazione
- Senna   200 mg
- Ispagula   100 mg

2 cps di sera

Costipazione cronica
- Boldo   50 mg
- Psillio   350 mg

1 cps per 20-30 giorni

Dispepsia
- Boldo   100 mg
- Finocchio   100 mg
- Tarassaco   100 mg

2 cps nella giornata per 20-30 giorni

Depressione
| Iperico | 200 mg |
2 cps al giorno per 2-3 settimane

Dolori articolari
- Arpagofito   300 mg
- Salice   50 mg
- Ribes   50 mg

2 cps al giorno per 2-3 settimane

Eczema
- Bardana   100 mg
- Carciofo   100 mg
- Viola tricolore   100 mg

2 cps mattina e sera per 1-2 settimane

Emicrania digestiva
- Tanaceto   200 mg
- Carciofo   100mg

1 cps 3 volte nella giornata

Epatopatia
- Cardo mariano   200 mg
- Carciofo   100 mg

1 cps prima dei pasti per circa 3 settimane

Gastrite
- Liquirizia   100 mg
- Finocchio   100 mg

2 cps mattina,mezzogiorno e sera

Insonnia
- Passiflora   100 mg
- Valeriana   100 mg

1 cpr di sera

Insufficienza epatica
- Boldo   200 mg
- Tarassaco   100 mg

1 cps 3 volte al giorno per1 mese

Ipercolesterolemia
- Psillio o Ispagula 200 mg
- Carciofo   100 mg

2 cps 3 volte al giorno per 1 mese

Ipertensione
- Olivo   100 mg
- Biancospino   100 mg
- Ortosifon   100 mg

1 cps 3 volte al giorno per 1 mese

Insufficienza circolatoria cerebrale (demenza)
- Ginkgo   250 mg
- Ginseng   50 mg

2 cps 3 volte al giorno per 2-3 settimane

Obesità
- Tè verde   200 mg

2 cps 3 volte al giorno per 2-4 settimane

Perdita di appetito
- Cardo mariano   200 mg
- Luppolo   100 mg

1 cps prima dei pasti per 15-20 giorni

Stress
- Ginseng   100 mg

2 cps mattina e pomeriggio per 15-20 giorni

Varici
- Rusco   150 mg
- Ippocastano   150 mg

3 cps al giorno per 15-20 giorni

Indice terapeutico

SISTEMA NERVOSO CENTRALE
Ansia e insonnia
Camomilla, kava, lavanda, luppolo, passiflora, valeriana
Depressione
Iperico
Demenza
Ginkgo, melissa, salvia

SISTEMA CARDIOVASCOLARE
Insufficienza cardiaca congestizia
Biancospino
Ipertensione
Aglio, olivo, biancospino, orthosifon
Arteriopatia ostruttiva periferica
Ginkgo
Insufficienza venosa
Centella, ippocastano, mirtillo nero, pino marittimo, rusco, vite
Emorroidi
Amamelide

SISTEMA URINARIO
Infezioni del tratto urinario
Bardana, betulla, gramigna, mirtillo, ortosifon, uva ursina
Diuretici
Equiseto, gramigna, ortosifon
Calcolosi
Farfaraccio

SISTEMA RESPIRATORIO
Asma bronchiale
Boswellia, ginkgo

Bronchite
Eucalipto, liquirizia, pino, timo
Tosse
Timo
Rinite, raffreddore
Andrografis, astragalo, echinacea, farfaraccio

SISTEMA RIPRODUTTIVO
Sindrome premestruale
Agnocasto, angelica, cimicifuga, enotera
Iperplasia prostatica benigna
Ortica, pigeo africano, serenoa, zucca

SISTEMA DIGERENTE
Dispepsia e disfunzioni epatobiliari
Angelica, boldo, carciofo, cardo mariano, chelidonia, cumino, curcuma, finocchio, genziana, peperoncino, tarassaco, timo
Flatulenza
Camomilla, cumino, finocchio, melissa
Infiammazione del cavo orale
Aloe vera, arnica, mirra, propoli
Gastrite
Camomilla, liquirizia
Nausea e vomito
Zenzero
Stipsi
Aloe, cascara, frangola, guar, psillio, rabarbaro, senna
Diarrea
Banana verde, tè

Sindrome intestino irritabile
Aloe vera, boswellia, menta (olio)
Dolori addominali
Angelica, camomilla, lavanda, melissa

SISTEMA CUTANEO
Ferite, ustioni
Aloe vera, amamelide, arnica, calendula, centella, echinacea, iperico (olio)
Acne, dermatite
Amamelide, bardana, borragine (olio), calendula, camomilla, enotera (olio), viola del pensiero
Infezioni cutanee
Melaleuca (olio), melissa

DISTURBI METABOLICI ED OBESITÀ
Aglio, betulla, carciofo, fieno greco, fuco, garcinia, guar (gomma), guggul (gomma)

MISCELLANEA
Malattie infiammatorie e dolori articolari
Arnica, arpagofito, borragine (olio), boswellia, enotera (olio), ortica, ribes nero, salice
Emicrania
Tanaceto
Stress, affaticamento
Andrografis, astragalo, echinacea, eleuterococco, ginseng, rodiola, uncaria, witania
Spasmolitici
Angelica, camomilla, lavanda, melissa

Appendici

Probiotici, prebiotici, simbiotici

L'intestino è l'habitat naturale di una popolazione quanto mai eterogenea di microrganismi, per lo più batteri, che vivono e si moltiplicano nel lume intestinale. Mentre una parte della flora batterica intestinale viene acquisita alla nascita e durante l'infanzia, l'altra parte viene continuamente introdotta dall'esterno, ad esempio con il cibo. Il primo tratto del digerente (stomaco e duodeno) ospita un numero molto ridotto di microrganismi in quanto l'ambiente acido dello stomaco e la secrezione epatica (bile e acidi biliari) e pancreatica uccidono i microrganismi introdotti; inoltre i movimenti pendolari del duodeno ne impediscono la colonizzazione. Viceversa, il colon ospita una quantità significativa di microrganismi, alcuni patogeni (clostridi, salmonelle, shigelle, ecc.), altri benefici (lattobacilli, bifidobatteri) per l'organismo umano.

Quando, per qualsiasi ragione, i microrganismi che esercitano effetti benefici, oltre che nutrizionali, si riducono di numero nel lume intestinale o soccombono a favore di una flora patogena, possono verificarsi disturbi intestinali banali quanto seri. In queste circostanze si rende necessario intervenire sulla flora intestinale, normalizzandola e indirizzandola verso quella salutistica. A parte un'alimentazione appropriata, l'uso costante e continuo di microrganismi viventi e/o di specifici nutrienti, consente di implementare la flora batterica utile all'organismo e di ristabilire lo stato di salute. L'approccio terapeutico prevede l'uso di probiotici, prebiotici o di simbiotici.

I **probiotici** contengono microrganismi vivi (lattobacilli, bifidobatteri) che ingeriti in elevate quantità modificano la flora batterica residente, rendendola più resistente e reattiva. Questo tipo di approccio presenta però un inconveniente: i microrganismi vengono in gran parte distrutti nel primo tratto del digerente per cui in minima parte raggiungono il lume del colon. I **prebiotici** contengono invece nutrienti specifici che raggiungono immodificati il lume del colon e implementano selettivamente alcune specie di batteri (bifidobatteri in particolare). I prebiotici contengono oligosaccaridi non digeribili, come frutto-oligosaccaridi (FOS), galatto-oligosaccaridi (TOS), gluco-oligosaccaridi (GOS) oppure soia-oligosaccaridi (SOS). Questi prodotti normalizzano la flora batterica e migliorano le funzioni intestinali (diarrea, deficienze digestive); inoltre abbassano, anche se di poco, i livelli di colesterolo ematico (Capasso e Castaldo,

2004). I **simbiotici** sono un'associazione di probiotici e prebiotici: la loro funzione è quella di migliorare la sopravvivenza degli organismi probiotici e di fornire nel contempo un substrato specifico alla flora batterica residente. I simbiotici, come i prebiotici, proteggono contro infezioni intestinali, riducono le infiammazioni a carico dell'intestino, ostacolano la diarrea e migliorano i sintomi della stipsi.

Preparati commerciali: Zirfos, Fibrattiva, LieviFlor, Yogermina, NeoLactoflorina, Symbioram S, ecc.

Chemioprevenzione

L'insuccesso delle terapie farmacologiche, aspecifiche e poco sicure, nel debellare i tumori ha richiesto un maggiore impegno nel campo della diagnosi precoce e della prevenzione. Al riguardo, studi epidemiologici, sperimentali e clinici, suggeriscono che diversi vegetali, grazie alla presenza di particolari composti in essi presenti, possono esercitare un effetto chemiopreventivo. Il consumo di pomodori, per esempio, sembra che riduca il rischio di cancro alla vescica, all'intestino, al polmone, alle ovaie e alla prostata. L'assunzione regolare di vegetali del genere *Allium* (aglio, cipolla, porro), contenenti composti solforati (diallilsolfuri), può a sua volta ridurre il rischio di contrarre cancro alla prostata, allo stomaco e al polmone. Il regolare consumo di soia, contenente isoflavoni, sembra invece ridurre l'incidenza di tumore al seno, ai polmoni e al tratto gastrointestinale. Così pure il consumo regolare di curcuma, che contiene curcumina, e di cavoli, ricchi di indoli e derivati solforati, può ridurre il rischio di cancro al polmone e ad altri organi. I meccanismi attraverso i quali agiscono i prodotti naturali sono diversi e interessano le varie tappe del processo evolutivo del tumore, da quello iniziale, precanceroso, a quello finale.

Le sostanze antitumorali (carotenoidi, isoflavoni, derivati solforati, resveratrolo, ecc.) presenti in questi e in altri vegetali sono oggi disponibili come integratori alimentari e consigliati come chemiopreventivi. Non bisogna però dimenticare che le sane abitudini alimentari (dieta ricca di prodotti integrali, di frutta e di verdura) riducono significativamente la possibilità di contrarre un tumore.

Per completezza segnaliamo poi che di recente è stato osservato che i carotenoidi, considerati i migliori agenti preventivi, aumentano l'incidenza del cancro nei fumatori e nei consumatori di bevande alcoliche.

Carotenoidi

Sono dei poliisoprenoidi a 40 atomi di carbonio, un sistema di doppi legami e due anelli terminali alle due estremità della catena carboniosa. Si tratta dei principali pigmenti responsabili dei colori rosso, arancione e verde di frutta e verdura. I principali sono α- e β-carotene, licopene, luteina, zeaxantina. Il β-carotene, precursore della vitamina A, è presente nelle carote, nei meloni cantalupo, nei broccoli e negli spinaci. Incrementa i livelli di glutatione e inibisce la perossidazione lipidica (azione antiossidante). Può anche avere un'attività immunomodulante, antitumorale ed antiaterogena. Il β-carotene può proteggere contro alcune forme di tumore in alcune popolazioni. Può anche svolgere un ruolo protettivo in caso di malattie cardiache (Naves e Moreno, 1998).

Il **licopene** è un isomero aciclico del β-carotene. È presente soprattutto nel pomodoro, nell'anguria, nella papaia, nel pompelmo e nella pera gialla. I lipidi ne favoriscono l'assorbimento. Riduce l'ossigeno singoletto e inibisce l'ossidazione del DNA, delle LDL e la perossidazione lipidica. Può essere utile nel prevenire (e possibilmente curare) alcuni tumori, in particolare il cancro alla prostata (Gann e coll., 1999). È controindicato negli ipertesi. In gravidanza e durante l'allattamento si sconsiglia l'uso di integratori a base di licopene. La contemporanea assunzione di licopene e colestiramina, colestipolo, orlistat, pectina e olio minerale può diminuire l'assorbimento di licopene. Al contrario, il β-carotene, i trigliceridi a catena media e l'olio d'oliva incrementano l'assorbimento di licopene (Bohm e Bitsch R., 1999).

Luteina e **zeaxantina** sono presenti in: cereali, rosso d'uovo, broccoli, legumi, lattuga, kiwi, mango, arancia. Prevengono il rischio di cataratte e di degenerazione della macula.

Dosi giornaliere consigliate: β-carotene, 3-15 mg; licopene 5-15 mg; luteina e zeaxantina 15-30 mg.

Preparati commerciali: Carovit forte, Lutein omega 3, Lutein ofta, Multicentrum, Mastodyn, ecc.

Acido lipoico

È una sostanza presente in alcuni alimenti (carni rosse, lievito, ecc.) e prodotta dal nostro organismo in quantità variabile, in funzione dello stile di vita. Considerato per anni una vitamina B, l'acido lipoico è idro- e liposolubile. Interviene nel metabolismo dei carboidrati facilitando la produzione di energia e dei lipidi, riducendo drammaticamente i livelli ematici di colesterolo e quindi il rischio di malattie cardiache. Inoltre protegge le lipoproteine (*carrier* del colesterolo) dal danno ossidativo (Marangon e coll., 1999). Chela metalli come ferro e rame, se presenti in eccesso nell'organismo, e cadmio, piombo e mercurio, se presenti nell'ambiente o nel cibo, esercitando un'azione detossificante. Comunque l'azione più interessante è quella antiossidante: combatte i radicali liberi, protegge il DNA, rallenta l'invecchiamento. L'acido lipoico viene utilizzato in caso di disordini epatici e nelle neuropatie diabetiche. È sconsigliato in gravidanza e durante l'allattamento; così pure deve essere utilizzato con cautela in casi di diabete ed intolleranza al glucosio per evitare il rischio di ipoglicemia. Il dosaggio degli antidiabetici, se dati contemporaneamente all'acido lipoico, deve essere ridotto.

Dose giornaliera consigliata: 300-600 mg.

Preparati commerciali: Lipokal, ecc.

Isoflavoni di soia

La soia (semi di *Glycine max* L.) contiene proteine (50%); carboidrati (35%); un olio (20%); isoflavoni (2%) rappresentati soprattutto da genisteina (circa 70%), daidzeina (circa 25%) e gliciteina (circa 5%), ecc. Gli isoflavoni sono presenti anche in altri legumi, come i ceci, e possono essre estratti dalle radici di *Pueraria lobata* L. Vengono utilizzati per sopprimere le vampate di calore nelle donne in menopausa e per prevenire l'osteoporosi ed il cancro. In questi ultimi anni si è molto parlato di un effetto chemiopreventivo degli isoflavoni di soia e sono stati condotti numerosi studi clinici. Purtroppo i risultati pubblicati sono molto discordanti e non consentono di trarre conclusioni definitive (Boon e Wong, 2004). È preferibile non associare isoflavoni e tamoxifene e non assumerli durante la gravidanza. In commercio sono reperibili estratti concentrati di soia, contenenti fino al 40% di isoflavoni in forma coniugata.
Preparati commerciali: Mastodyn, ecc.

Chitina e chitosano

Sono polimeri di polisaccaridi dati da unità di glucosamina ed acetilglucosamina. La chitina è presente in natura nei funghi, negli artropodi e nell'esoscheletro di crostacei (gamberi, granchi, molluschi), da cui sostanzialmente si estrae. Il chitosano si ottiene per deacetilazione della chitina. Al chitosano si attribuiscono proprietà ipocolesterolemizzanti (riduce il colesterolo LDL). Si ritiene poi che possa risultare utile agli obesi (riduce l'assorbimento di nutrienti) ed in soggetti con insufficienza renale (riduce i livelli di urea e di creatina). Gli studi clinici mostrano che la efficacia del chitosano è di scarso significato clinico (Mhurchu e coll., 2005). La dose giornaliera consigliata è di 2,0-2,2 g.
Preparati commerciali: Kilocal active slim, ecc.

Resveratrolo

Noto anche come 3,5,4'-triidrossistilbene o stilbene triolo, è una fitoalessina presente nella buccia e nel seme d'uva, sia bianca che rossa, nelle arachidi e nel gelso. Si trova anche in quantità significative nelle radici e nel caule della pianta *Polygonum cuspidatum*. Si comporta da antiossidante in quanto inibisce l'ossidazione delle LDL e la formazione di superossido e di idrogeno perossido; inoltre inibisce la sintesi di eicosanoidi proaterogenici, l'aggregazione piastrinica e la proliferazione delle cellule muscolari lisce. Questa evidenza e l'osservazione che una moderata assunzione di vino riduce il rischio di disturbi cardiocircolatori hanno portato alla conclusione che il resveratrolo possiede un'azione cardioprotettiva. Così pure studi epidemiologici e sperimentali lasciano ipotizzare un'azione antitumorale del resveratrolo. Queste ipotesi purtroppo non

sono state convalidate da studi clinici randomizzati ed in doppio cieco. Si sconsiglia l'uso del resveratrolo in gravidanza e durante l'allattamento; inoltre è controindicato in soggetti ipersensibili alle fitoalessine. In commercio si trovano estratti di *Polygonum cuspidatum*, contenenti l'8% di resveratrolo, ed estratti di *Vitis vinifera*.
La dose giornaliera è di 30-60 mg.

EPA e DHA

L'acido eicosapentaenoico (EPA) e l'acido docoesaenoico (DHA) sono acidi grassi polinsaturi a lunga catena. Si trovano negli oli di pesci di acqua fredda sottoforma di diacilgliceroli. Vengono consigliati per abbassare i livelli di trigliceridi, per ridurre la coagulazione del sangue e la pressione arteriosa, per prevenire l'infarto ed alleviare i sintomi dell'artrite reumatoide e della colite ulcerosa (Adler e Holub, 1997; Von Schacky e coll., 1999; Kremer, 2000). I meccanismi d'azione chiamati in causa sono diversi: inibizione della sintesi di alcuni mediatori dell'infiammazione (prostanoidi, leucotrieni, citochine); inibizione della trascrizione di geni che codificano enzimi quali lipossigenasi; stimolazione della trascrizione di enzimi che regolano l'ossidazione di lipidi nel fegato. L'EPA risulta svolgere un ruolo chiave in quei processi che vedono coinvolti gli eicosanoidi (PGs, TX, LT); il DHA è invece importante per la funzionalità delle membrane delle cellule del SNC. I due acidi grassi possono, comunque, parzialmente convertirsi l'uno nell'altro.

In genere le formulazioni contengono il 30% di EPA e DHA con un rapporto EPA/DHA di 1,5 (una capsula gelatinosa di 1 g contiene 180 mg di EPA e 120 mg di DHA). Nei casi di ipergliceridemia e di ipercolesterolemia, la dose giornaliera consigliata è di 5 g; nei casi di ipertensione, colite ulcerosa ed artrite reumatoide la dose consigliata è di 3 g. Raramente causano effetti indesiderati, quali disturbi gastrointestinali (nausea, diarrea), alitosi ed eruttazioni. EPA e DHA possono essere assunti dai bambini, dalle donne in gravidanza e che allattano, dagli emofiliaci e da pazienti in trattamento con warfarina solo se consigliati dal medico. Sono state segnalate interazioni con i farmaci antinfiammatori non steroidei e con alcune droghe vegetali (aglio e ginkgo). Queste interazioni facilitano l'insorgenza di contusioni, ematuria, perdita di sangue con le feci, ematemesi (vomito di sangue), emottisi (emissione dalla bocca di sangue proveniente dalle vie respiratorie), perdita di sangue dal naso.
Preparati commerciali: Omega Fish, Fish Factor-Plus, Colest-Oil.

Iconografia

Attrezzature presenti in una farmacia all'inizio del XX secolo

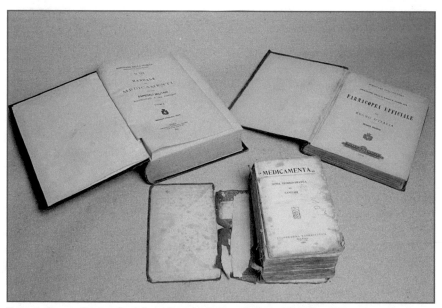

Foto 1 Da sn.: "Manuale dei medicamenti per gli Ospedali Militari", Tip. Manuzio, Roma, 1916; "Farmacopea ufficiale del Regno d'Italia", II Ed., Paravia, Torino, 1902; "Medicamenta", Coop. Farm., Milano, 1908

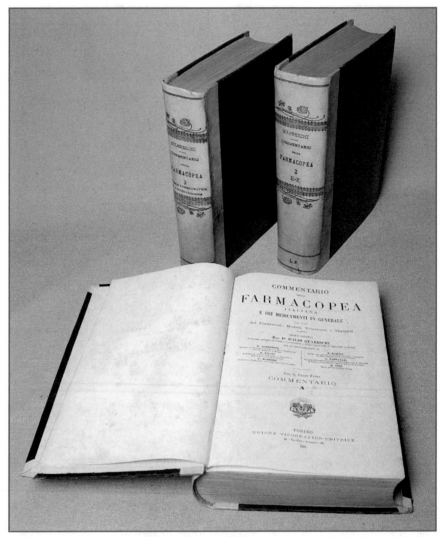

Foto 2   I. Guareschi, "Commentario della Farmacopea Italiana", Unione Tip. Ed., Torino, 1879

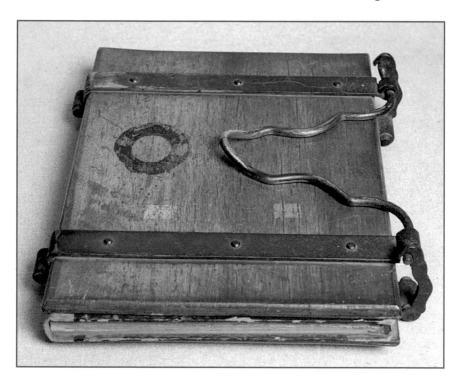

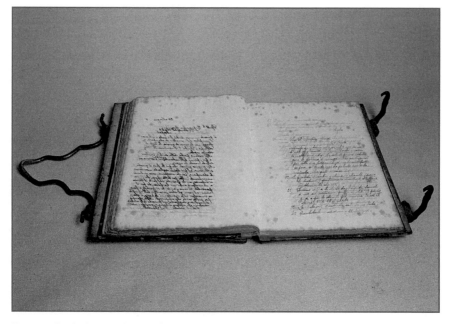

Foto 3 Copiaricette e/o copialettere a pressione

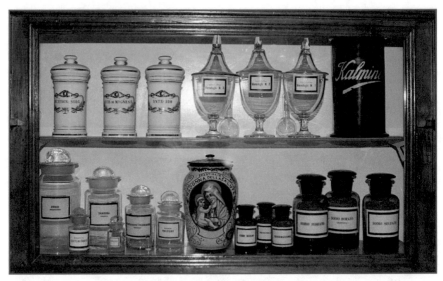

Foto 4 In alto, da sn.: vasi di porcellana Richard-Ginori (inizio sec. XX); vasi a calice di vetro (fine sec. XIX); vaso di vetro in blu cobalto della Ditta Brioschi. In basso, da sn.: vasi di vetro a tappo smerigliato (fine sec. XIX); vaso di ceramica di Faenza della Ditta Alberani; vasi di vetro a tappo smerigliato (inizio sec. XX)

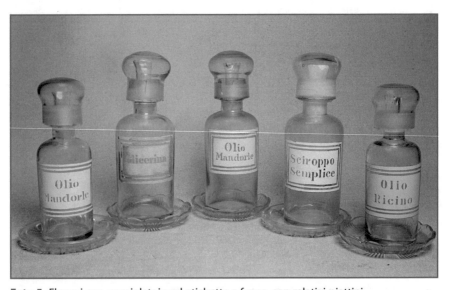

Foto 5 Flaconi con gocciolatoio ed etichetta a fuoco, con relativi piattini

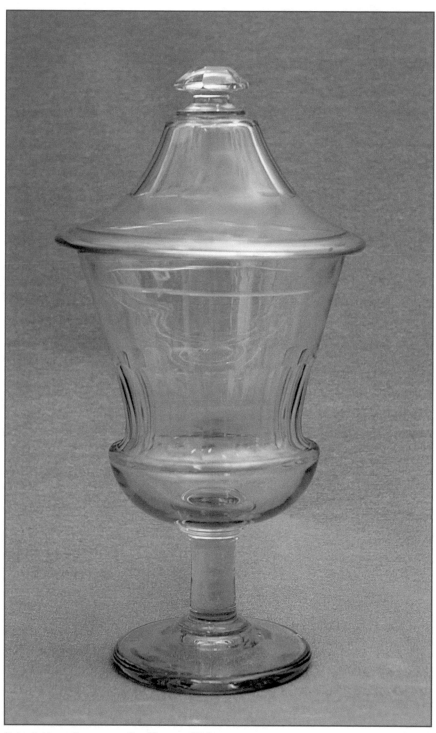

Foto 6 Vaso di vetro a calice (fine sec. XIX)

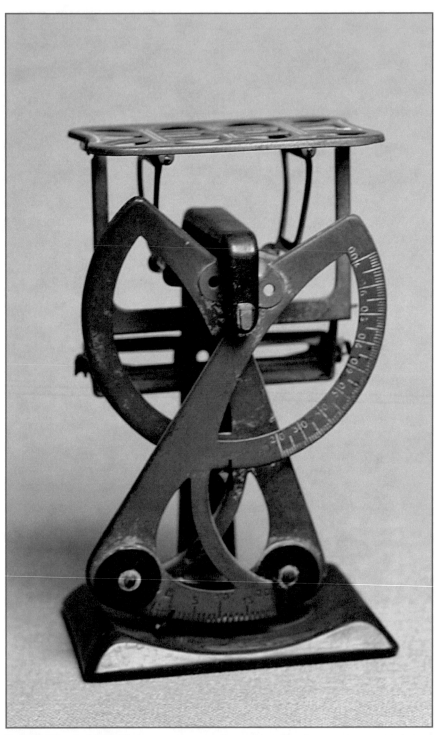

Foto 7 Bilancia (sec. XIX)

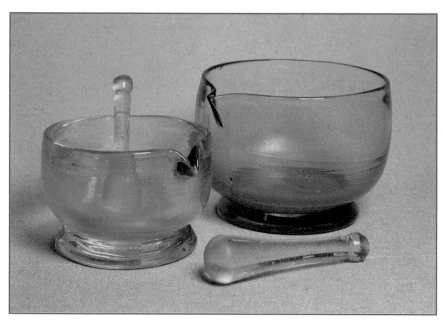

Foto 8 Mortai di vetro

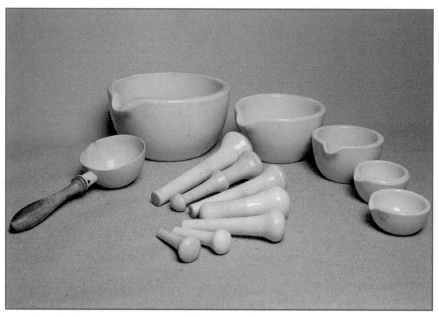

Foto 9 Mortai di porcellana

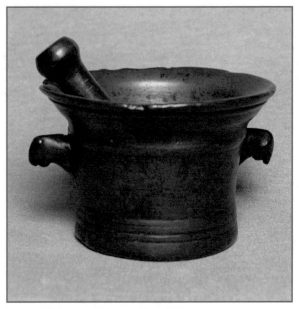

Foto 10 Mortaio di bronzo (sec. XIX)

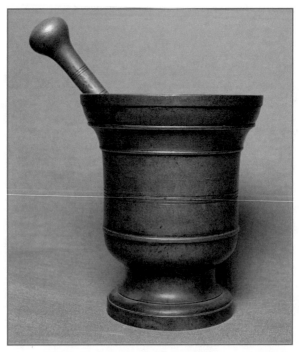

Foto 11 Mortaio di bronzo (inizio sec. XX)

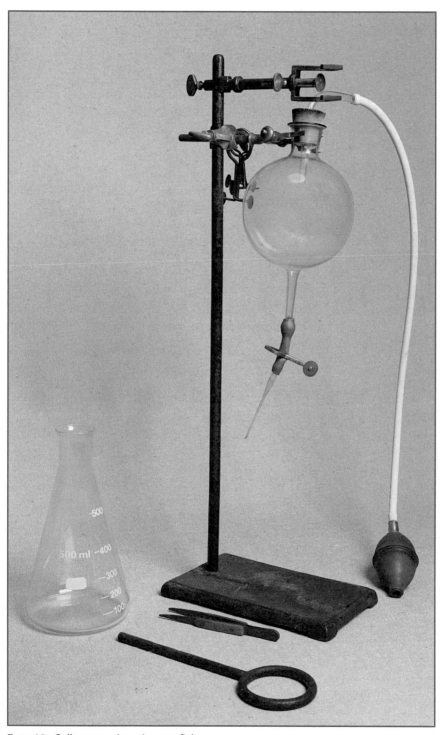

Foto 12 Pallone per riempimento fiale

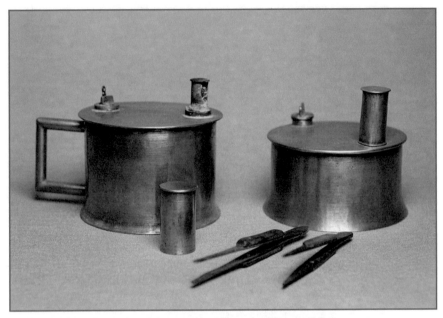

Foto 13   Lampade ad alcool di ottone e pinze per saldatura di fiale

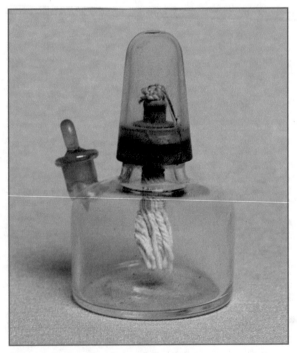

Foto 14   Lampada ad alcool di vetro

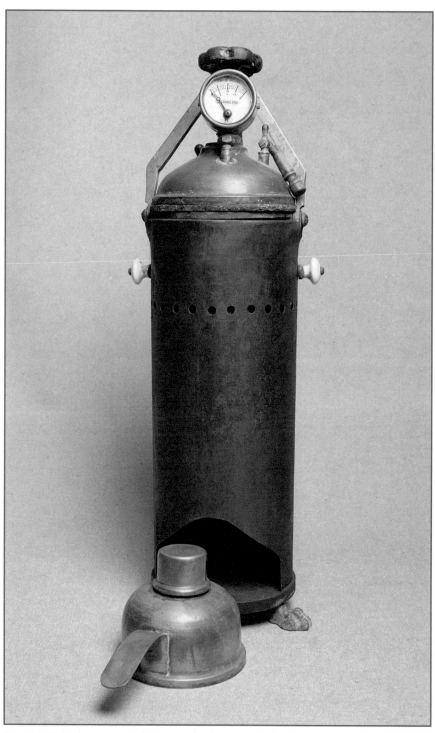

Foto 15 Autoclave con relativa lampada di ottone ad alcool

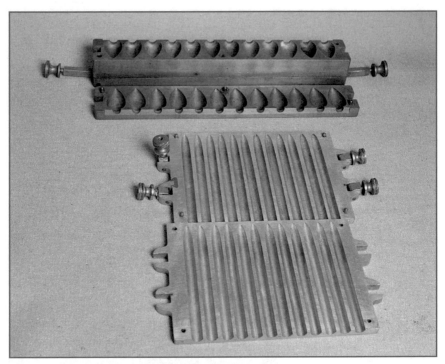

Foto 16 Stampi per candelette e ovuli vaginali

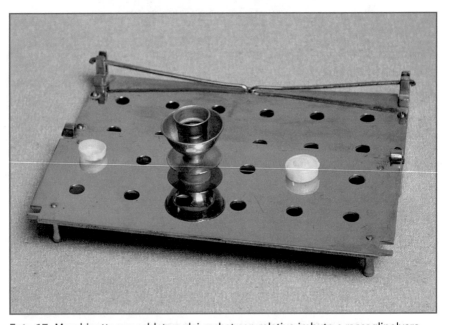

Foto 17 Macchinetta per saldatura dei cachet con relativo imbuto e raccoglipolvere

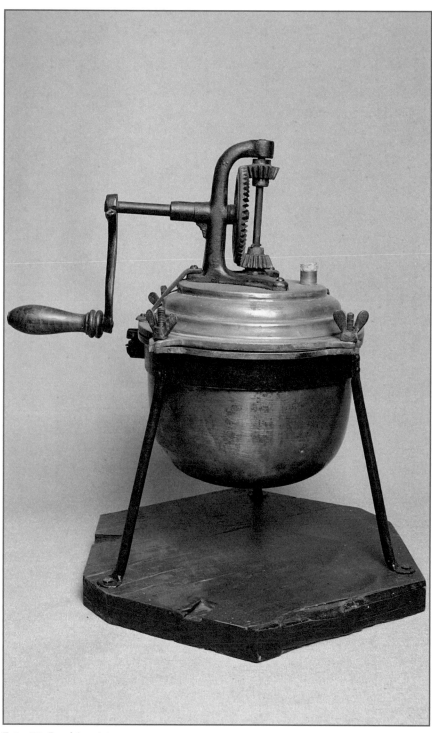

Foto 18 Emulsionatrice

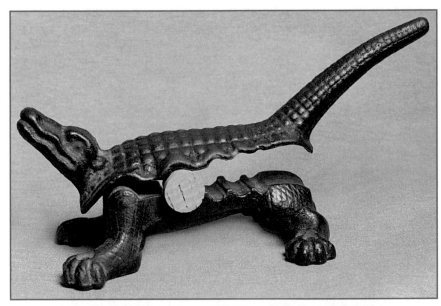

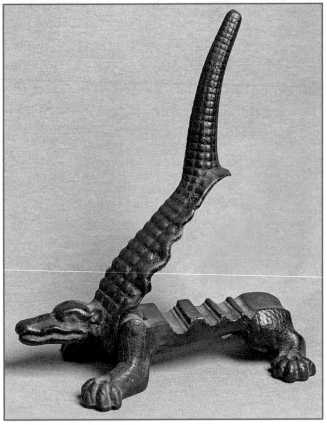

Foto 19 Schiacciasugheri

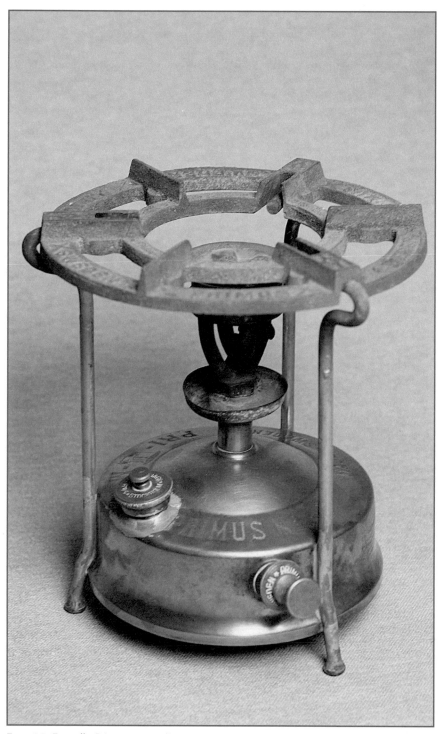

Foto 20 Fornello Primus a petrolio

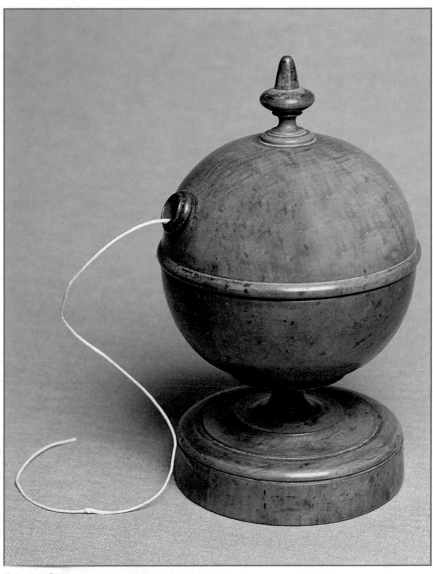

Foto 21 Portaspago

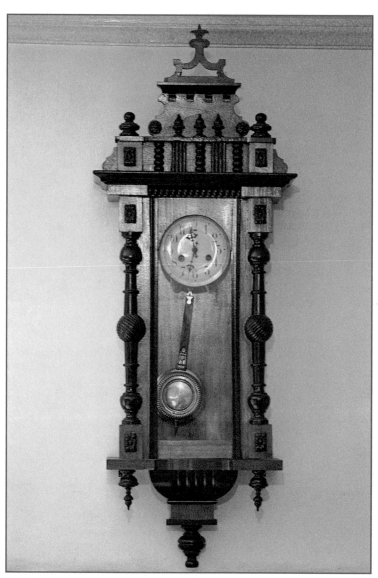

Foto 22 Orologio a pendolo in stile liberty

Letture consigliate

AA VV (2001) Monograph. Vaccinium myrtillus (bilberry). Altern Med Rev 6:(5)500-504

AA VV (2003) Astragalus membranaceus. Monograph. Altern Med Rev 8:(1)72-77

Adler AJ, Holub BJ (1997) Effect of garlic and fish-oil supplementation on serum lipid and lipoprotein concentrations in hypercholesterolemic men. Am J Clin Nutr 65(2):445-450

Akhondzadeh S, Naghavi HR, Vazirian M et al (2001) Passionflower in the treatment of generalized anxiety: a pilot double-blind randomized controlled trial with oxazepam. J Clin Pharm Ther 26(5):363-367

Akhondzadeh S, Noroozian M, Mohammadi M et al (2003a) Melissa officinalis extract in the treatment of patients with mild to moderate Alzheimer's disease: a double blind, randomised, placebo controlled trial. J Neurol Neurosurg Psychiatry 74(7):863-866

Akhondzadeh S, Noroozian M, Mohammadi M et al (2003b) Salvia officinalis extract in the treatment of patients with mild to moderate Alzheimer's disease: a double blind, randomized and placebo-controlled trial. J Clin Pharm Ther 28(1):53-59

Alonso D, Lazarus MC, Baumann L (2002) Effects of topical arnica gel on post-laser treatment bruises. Dermatol Surg 28(8):686-688

Andreatini R, Sartori VA, Seabra ML, Leite JR (2002) Effect of valepotriates (valerian extract) in generalized anxiety disorder: a randomized placebo-controlled pilot study. Phytother Res. Nov;16(7):650-654

Atmaca M, Kumru S, Tercan E (2003) Fluoxetine versus Vitex agnus castus extract in the treatment of premenstrual dysphoric disorder. Hum Psychopharacol 18(3):191-195

Barnes J, Anderson LA, Phillipson JD (2002) Herbal medicines. The Pharmaceutical Press, London

Baskaran K, Kizar Ahamath B, Radha Shanmugasundaram K, Shanmugasundaram ER (1990) Antidiabetic effect of a leaf extract from Gymnema sylvestre in non-insulin-dependent diabetes mellitus patients. J Ethnopharmacol 30(3):295-300

Boerner RJ, Sommer H, Berger W et al (2003) Kava-Kava extract LI 150 is as effective as Opipramol and Buspirone in Generalised Anxiety Disorder–an

8-week randomized, double-blind multi-centre clinical trial in 129 out-patients. Phytomedicine 10(Suppl 4):38-49

Boon H, Wong J (2004) Botanical medicine and cancer: a review of the safety and efficacy. Expert Opin Pharmacother 5(12):2485-2501

Borrelli F, Capasso R, Aviello G et al (2005) Effectiveness and safety of ginger in the treatment of pregnancy-induced nausea and vomiting.Obstet Gynecol 105(4):849-856

Borrelli F, Ernst E (2002) Cimicifuga racemosa: a systematic review of its clinical efficacy. Eur J Clin Pharmacol 58(4):235-241

Bortolotti M, Coccia G, Grossi G (2002) Red pepper and functional dyspepsia. N Engl J Med 346(12):947-948

Boyle P, Diehm C, Robertson C (2003) Meta-analysis of clinical trials of Cyclo 3 Fort in the treatment of chronic venous insufficiency. Int Angiol 22(3):250-262

Buzzelli G, Moscarella S, Giusti A et al (1993) A pilot study on the liver protective effect of silybin-phosphatidylcholine complex (IdB1016) in chronic active hepatitis. Int J Clin Pharmacol Ther Toxicol 31(9):456-460

Canter PH, Ernst E (2002) Ginkgo biloba: a smart drug? A systematic review of controlled trials of the cognitive effects of ginkgo biloba extracts in healthy people. Psychopharmacol Bull 36(3):108-123

Capasso F, Borrelli F, Castaldo S, Grandolini G (2006) Fitofarmacovigilanza. Vigilanza sulla sicurezza dei prodotti fitoterapici. Springer-Verlag Italia, Milano

Capasso F, Castaldo S (2004) La fibra. Springer-Verlag Italia, Milano

Capasso F, D'Argenio G (2007) Lassativi. Impiego razionale dei lassativi nella stipsi. Springer-Verlag Italia, Milano

Capasso F, Grandolini G, Izzo AA (2006) Fitoterapia. Impiego razionale delle droghe vegetali. Springer-Verlag Italia, Milano

Cherif S, Rahal N, Haouala M et al (1996) A clinical trial of a titrated Olea extract in the treatment of essential arterial hypertension. J Pharm Belg 51(2):69-71 [Francese]

Choi HK, Seong DH, Rha KH (1995) Clinical efficacy of Korean red ginseng for erectile dysfunction. Int J Impot Res 7(3):181-186

Chrubasik S, Conradt C, Routogalis BD (2004) Effectiveness of Harpagophytum extracts and clinical efficacy. Phytother Res 18(2):187-189

Chrubasik S, Enderlein W, Bauer R, Grabner W (1997) Evidence for the antirheumatic effectiveness of herbal Urticae dioicae in acute arthritis: a pilot study. Phytomedicine 4(2):105-108

Chrubasik S, Künzel O, Model A et al (2001) Treatment of low back pain with a herbal or synthetic anti-rheumatic: a randomized controlled study. Willow bark extract for low back pain. Rheumatology 40(12): 1388-1393

Coleman CI, Hebert JH, Reddy P (2003) The effects of Panax ginseng on quality of life. J Clin Pharm Ther 28(1):5-15

Danesch UC (2004) Petasites hybridus (Butterbur root) extract in the treatment of asthma – an open trial. Altern Med Rev 9(1):54-62

Diener HC, Rahlfs VW, Danesch U et al (2004) The first placebo-controlled trial of a special butterbur root extract for the prevention of migraine: reanalysis of efficacy criteria. Eur Neurol 51(2):89-97

Doan DD, Nguyen NH, Doan HK et al (1992) Studies on the individual and combined diuretic effects of four Vietnamese traditional herbal remedies (Zea mays, Imperata cylindrica, Plantago major and Orthosiphon stamineus). J Ethnopharmacol 36(3):225-231

Donath F, Quispe S, Diefenbach K et al (2000) Critical evaluation of the effect of valerian extract on sleep structure and sleep quality. Pharmacopsychiatry 33(2):47-53

Ernst E (2002) medicine. A concise overview for professionals. Butterworth-Heinemann, Oxford

Ernst E, Pittler MH, Stevinson C (2002) Complementary/alternative medicine in dermatology: evidence-assessed efficacy of two diseases and two treatments. Am J Clin Dermatol 3(5):341-348

Friederich M, Theurer C, Schiebel-Schlosser G (2000) Prosta Fink Forte capsules in the treatment of benign prostatic hyperplasia. Multicentric surveillance study in 2245 patients. Forsch Komplementarmed Klass Naturheilkd 7(4):200-204

Gardiner P, Phillips R, Shaughnessy AF (2008) Herbal and dietary supplement – drug interactions in patients with chronic illnesses. Am Fam Physician 77(1):73-78

Gerhardt H, Seifert F, Buvari P et al (2001) Therapy of active Crohn disease with Boswellia serrata extract H 15. Z Gastroenterol 39(1):11-17

Grigoleit HG, Grigoleit P (2005) Peppermint oil in irritable bowel syndrome. Phytomedicine 12(8):601-606

Groppo FC, Ramacciato JC, Simões RP et al (2002) Antimicrobial activity of garlic, tea tree oil, and chlorhexidine against oral microorganisms. Int Dent J 52(6):433-437

Gupta I, Parihar A, Malhotra P et al (2001) Effects of gum resin of Boswellia serrata in patients with chronic colitis. Planta Med 67(5):391-395

Hartz AJ, Bentler S, Noyes R et al (2004) Randomized controlled trial of Siberian ginseng for chronic fatigue. Psychol Med 34(1):51-61

Holtmann G, Adam B, Haag S et al (2003) Efficacy of artichoke leaf extract in the treatment of patients with functional dyspepsia: a six-week placebo-controlled, double-blind, multicentre trial. Aliment Pharmacol Ther 18(11-12):1099-1105

Hong B, Ji YH, Hong JH et al (2002) A double-blind crossover study evaluating the efficacy of korean red ginseng in patients with erectile dysfunction: a preliminary report. J Urol 168(5):2070-2073

Jeffrey SL, Belcher HJ (2002) Use of Arnica to relieve pain after carpal-tunnel release surgery. Altern Ther Health Med 8(2):66-68

Jepson RG, Mihaljevic L, Craig J (2003) Cranberries for preventing urinary tract infections. Cochrane Database Syst Rev 2:CD001321

Kang JY, Yeoh KG, Chia HP et al (1995) Chili – protective factor against peptic ulcer? Dig Dis Sci 40(3):576-579

Kiesewetter H, Koscielny J, Kalus U et al (2000) Efficacy of orally administered extract of red vine leaf AS 195 (folia vitis viniferae) in chronic venous insufficiency (stages I-II). A randomized, double-blind, placebo-controlled trial. Arzneimittelforschung 50(2):109-117

Kimmatkar N, Thawani V, Hingorani L, Khiyani R (2003) Efficacy and tolerability of Boswellia serrata extract in treatment of osteoarthritis of knee – a randomized double blind placebo controlled trial. Phytomedicine 10(1):3-7

Kline RM, Kline JJ, Di Palma J , Barbero GJ (2001) Enteric-coated, pH-dependent peppermint oil capsules for the treatment of irritable bowel syndrome in children. J Pediatr 138(1):125-128

Knoch HG (1991) Hämorrhoiden ersten Grades: Wirksamkeit einer Salbe auf pflanzlicher Basis. Münch Med Wochenschr 133(31/32):481-484

Koscielny J, Klüssendorf D, Latza R et al (1999) The antiatherosclerotic effect of Allium sativum. Atherosclerosis 144(1):237-249

Kremer JM (200) n-3 fatty acid supplements in rheumatoid arthritis. Am J Clin Nutr 71(1 Suppl):349S-351S

Larsson B, Jonasson A, Fianu S (1993) Prophylactic effect of UVA-E in women with recurrent cystitis: a preliminary report. Curr Ther Res Clin Exp 53:441-443

Lee DK, Haggart K, Robb FM, Lipworth BJ (2004) Butterbur, a herbal remedy, confers complementary anti-inflammatory activity in asthmatic patients receiving inhaled corticosteroids. Clin Exp Allergy 34(1):110-114

Linde K, Knüppel L (2005) Large-scale observational studies of hypericum extracts in patients with depressive disorders–a systematic review. Phytomedicine 12(1-2):148-157

Lipton RB, Göbel H, Einhäupl KM et al (2004) Petasites hybridus root (butterbur) is an effective preventive treatment for migraine. Neurology 63:2240-2244

Marakis G, Walker AF, Middleton RW et al (2002) Artichoke leaf extract reduces mild dyspepsia in an open study. Phytomedicine 9(8):694-699

Marangon K, Devaraj S, Tirosh O et al (1999) Comparison of the effect of alpha-lipoic acid and alpha-tocopherol supplementation on measures of oxidative stress. Free Rad Biol Med 27(9-10):1114-1121

Martin KW, Ernst E (2003) Antiviral agents from plants and herbs: a systematic review. Antivir Ther 8(2):77-90

Mhurchu CN, Dunshea-Mooij C, Bennett D, Rodgers A (2005) Effect of chitosan on weight loss in overweight and obese individuals: a systematic review of randomized controlled trials. Obes Rev 6(2):35-42

Mittman P (1990) Randomized, double-blind study of freeze-dried Urtica dioica in the treatment of allergic rhinitis. Planta Med 56(1):44-47

Naves MMN, Moreno FS (1988) Beta-carotene and cancer chemoprevention: from epidemiological associations to cellular mechanisms of action. Nat Rev 18:1807-1824

Niederau C, Göpfert E (1999) The effect of chelidonium- and turmeric root extract on upper abdominal pain due to functional disorders of the biliary system. Results from a placebo-controlled double-blind study. Med Klin (Munich) 94:425-430

Oken BS, Storzbach DM, Kaye JA (1998) The efficacy of Ginkgo biloba on cognitive function in Alzheimer disease. Arch Neurol 55(11):1409-1415

Panush RS (2002) Shift happens: complementary and alternative medicine for rheumatologists. J Rheumatol 29(4):656-658

Patzelt-Wenczler R, Ponce-Pöschl E (2000) Proof of efficacy of Kamillosan(R) cream in atopic eczema. Eur J Med Res 5(4):171-175

Perry NS, Bollen C, Perry EK, Ballard C (2003) Salvia for dementia therapy: review of pharmacological activity and pilot tolerability clinical trial. Pharmacol Biochem Behav 75(3):651-659

Pittler MH, Ernst E (1998) Peppermint oil for irritable bowel syndrome: a critical review and metaanalysis. Am J Gastroenterol 93(7):1131-1135

Pittler MH, Ernst E (2000) Ginkgo biloba extract for the treatment of intermittent claudication: a meta-analysis of randomized trials. 108(4):276-281

Pittler MH, Ernst E (2001) Guar gum for body weight reduction: meta-analysis of randomized trials. Am J Med 110(9):724-730

Pittler MH, Ernst E (2004a) Dietary supplements for body-weight reduction: a systematic review. Am J Clin Nutr 79:529-536

Pittler MH, Ernst E (2004b) Feverfew for preventing migraine. Cochrane Database Systematic Reviews, CD002286

Pittler MH, Schmidt K, Ernst E (2003) Hawthorn extract for treating chronic heart failure: meta-analysis of randomized trials. Am J Med 114(8):665-674

Pommier P, Gomez F, Sunyach MP et al (2004) Phase III randomized trial of Calendula officinalis compared with trolamine for the prevention of acute dermatitis during irradiation for breast cancer. J Clin Oncol 22(8):1447-1453

Poolsup N, Suthisisang C, Prathanturarug S et al (2004) Andrographis paniculata in the symptomatic treatment of uncomplicated upper respiratory tract infection: systematic review of randomized controlled trials. J Clin Pharm Ther 29(1):37-45

Rabbani GH, Teka T, Zaman B et al (2001) Clinical studies in persistent diarrhea: dietary management with green banana or pectin in Bangladeshi children. Gastroenterology 121(3):554-560

Robbers JE, Tyler VE (1999) Tyler's herbs of choise. The therapeutic use of phytomedicine. The Haworth Press, New York

Rohdewald P (2002) A review of the French maritime pine bark extract (Pycnogenol), a herbal medication with a diverse clinical pharmacology. Int J Clin Pharmacol Ther 40(4):158-168

Sarrell EM, Cohen HA, Kahan E (2003) Naturopathic treatment for ear pain in children. Pediatrics 111(5 Pt 1):e574-e579

Savino F, Cresi F, Castagno E et al (2005) A randomized double-blind placebo-controlled trial of a standardized extract of Matricariae recutita, Foeniculum vulgare and Melissa officinalis (ColiMil) in the treatment of breastfed colicky infants. Phytother Res 19(4):335-340

Schaefer E, Peil H, Ambrosetti L, Petrini O (2003) Oedema protective properties of the red vine leaf extract AS 195 (Folia vitis viniferae) in the treatment of chronic venous insufficiency. A 6-week observational clinical trial. Arzneimittelforschung 53(4):243-246

Schellenberg R (2001) Treatment for the premenstrual syndrome with agnus castus fruit extract: prospective, randomised, placebo controlled study. BMJ 322(7279):134-137

Schmidt JM, Greenspoon JS (1991) Aloe vera dermal wound gel is associated with a delay in wound healing. Obstet Gynecol 78(1):115-117

Schneider T, Rübben H (2004) Stinging nettle root extract (Bazoton-uno) in long term treatment of benign prostatic syndrome (BPS). Results of a randomized, double-blind, placebo controlled multicenter study after 12 months. Urologe A 43(3):302-306

Schulz W, Hansel R, Blumenthal M, Tyler VE (2004) Rational phytotherapy. A reference guide for physicians and pharmacists. Springer-Verlag, Heidelberg-Berlin

Siebert U, Brach M, Sroczynski G, Berla K (2002) Efficacy, routine effectiveness, and safety of horsechestnut seed extract in the treatment of chronic venous insufficiency. A meta-analysis of randomized controlled trials and large observational studies. Int Angiol 21(4):305-315

Silagy CA, Neil HA (1994) A meta-analysis of the effect of garlic on blood pressure. J Hypertens 12(4):463-468

Skalli S, Zaid A, Soulaymani R (2007) Drug interactions with herbal medicines. Ther Drug Monit 29(6):679-686Soeken KL, Miller SA, Ernst E (2003) Herbal medicines for the treatment of rheumatoid arthritis: a systematic review. Rheumatology (Oxford) 42(5):652-659

Stevinson C, Pittler MH, Ernst E (2000) Garlic for treating hypercholesterolemia. A meta-analysis of randomized clinical trials. Ann Intern Med 133(6):420-429

Szapary PO, Wolfe ML, Bloedon LT et al (2003) Guggulipid for the treatment of hypercholesterolemia: a randomized controlled trial. JAMA 290(6):765-772

Takwale A, Tan E, Agarwal S et al (2003) Efficacy and tolerability of borage oil in adults and children with atopic eczema: randomised, double blind, placebo controlled, parallel group trial. BMJ 327(7428):1385

Taylor JA, Weber W, Standish L et al (2003) Efficacy and safety of echinacea in treating upper respiratory tract infections in children: a randomized controlled trial. JAMA 290(21):2824-2830

Thompson Coon J, Ernst E (2002) Systematic review: herbal medicinal products for non-ulcer dyspepsia. Aliment Pharmacol Ther 16(10):1689-1699

Tiktinsky OL, Bablumyan YA (1983) The therapeutic effect of Java Tea and Equisetum arvense in patients with uratic diathesis. Urol Nefrol (Mosk) 48:47-50 [Russo, abstract in francese]

Toromanyan E, Aslanyan G, Amroyan E et al (2007) Efficacy of Slim339 in reducing body weight of overweight and obese human subjects. Phytother Res 21(12):1177-1181

Vailati A, Aristia L, Sozze E et al (1993) Randomized open study of the dose-effect relationship of a short course of IdB 1016 in patients with viral or alcoholic hepatitis. Fitoterapia 94:219-228

Vanscheidt W, Jost V, Wolna P et al (2002) Efficacy and safety of a butcher's broom preparation (Ruscus aculeatus L. extract) compared to placebo in patients suffering from chronic venous insufficiency. Arzneimittelforschung 52(4):243-250

Vazquez JA, Zawawi AA (2002) Efficacy of alcohol-based and alcohol-free melaleuca oral solution for the treatment of fluconazole-refractory oropharyngeal candidiasis in patients with AIDS. HIV Clin Trials 3(5):379-385

von Schacky C, Angerer P, Kothny W et al (1999) The effect of dietary omega-3 fatty acids on coronary atherosclerosis. A randomized, double-blind, placebo-controlled trial. Ann Intern Med 130(7):554-562

Wilt T, Ishani A, Mac Donald R et al (2002) Pygeum africanum for benign prostatic hyperplasia. Cochrane Database Syst Rev 1:CD001044

Witte S, Loew D, Gaus W (2005) Meta-analysis of the efficacy of the acetonic kava-kava extract WS1490 in patients with non-psychotic anxiety disorders. Phytother Res 19(3):183-188

Wuttke W, Jarry H, Christoffel V et al (2003) Chaste tree (Vitex agnus-castus) – pharmacology and clinical indications. Phytomedicine 10(4):348-357

Finito di stampare nel mese di maggio 2008

||| || || ▮ |||||||▮▮|| |▮ ||| ||▮||| ▮||||||||▮||| | ||||||

Printed in the United States
By Bookmasters